AL FALEELA FAUZAL
PRASHANTH SHENOY

Laser de tecidos moles em medicina dentária

AL FALEELA FAUZAL
PRASHANTH SHENOY

Laser de tecidos moles em medicina dentária

ScienciaScripts

Imprint

Any brand names and product names mentioned in this book are subject to trademark, brand or patent protection and are trademarks or registered trademarks of their respective holders. The use of brand names, product names, common names, trade names, product descriptions etc. even without a particular marking in this work is in no way to be construed to mean that such names may be regarded as unrestricted in respect of trademark and brand protection legislation and could thus be used by anyone.

Cover image: www.ingimage.com

This book is a translation from the original published under ISBN 978-620-7-45538-6.

Publisher:
Sciencia Scripts
is a trademark of
Dodo Books Indian Ocean Ltd. and OmniScriptum S.R.L publishing group

120 High Road, East Finchley, London, N2 9ED, United Kingdom
Str. Armeneasca 28/1, office 1, Chisinau MD-2012, Republic of Moldova, Europe
Printed at: see last page
ISBN: 978-620-7-63015-8

ÍNDICE

INTRODUÇÃO

A palavra laser evoca na nossa mente muitos aspectos do que pode ser descrito como vida "moderna". As palavras "potente", "preciso" e "inovador" complementam a nossa conceção do mundo em termos de tecnologia, enquanto os pacientes associam frequentemente as palavras "mágico" e "rápido como um relâmpago" à utilização de lasers na prática médica.

S. Parker

Na última década, assistiu-se a uma explosão de trabalhos de investigação sobre a aplicação da tecnologia laser à prática dentária geral e ao aparecimento paralelo de organizações de apoio à medicina dentária com laser, com um enfoque internacional[1] . Outrora considerada uma tecnologia complexa com utilizações limitadas na medicina dentária clínica, existe uma consciência crescente da utilidade do laser no armamentário da prática dentária moderna, onde pode ser utilizado como adjuvante ou alternativa às abordagens tradicionais.[2]

LASER é um acrónimo de *light amplification by stimulated emission of radiation (amplificação da luz por emissão estimulada de radiação)*. Os lasers são dispositivos de produção de calor que convertem a energia electromagnética em energia térmica.[3] O laser é uma fonte de luz especial que tem uma potência elevada e uma melhor qualidade de feixe em comparação com as outras fontes de luz.[4]

A caraterística de um laser depende do seu comprimento de onda (WL), e o comprimento de onda afecta tanto as aplicações clínicas como a conceção do laser. O WL utilizado em medicina dentária varia geralmente entre 193 e 10600 nm, representando um amplo espetro desde o ultravioleta até ao infravermelho distante.[1]

Ao contrário de muitos campos da medicina e da cirurgia, em que o tratamento com laser representa uma única fonte de solução, na medicina dentária a utilização do laser é considerada um adjuvante na prestação de uma fase de gestão de tecidos conducente à realização de procedimentos completos em tecidos duros ou moles. [5]

Na medicina e na medicina dentária, os lasers para tecidos moles, ou seja, os lasers de díodo, têm sido predominantemente utilizados para várias aplicações clínicas que são designadas, em termos gerais, por terapia laser de baixa intensidade (LLLT) ou "bioestimulação". A utilização da terapia laser de baixa intensidade (LLLT) em medicina dentária não é nova e tem sido amplamente utilizada desde há muitos anos. Os efeitos terapêuticos da (LLLT) numa vasta gama de perturbações e a aceleração da cicatrização de feridas, a melhoria da remodelação e reparação do osso, o restabelecimento da função neural normal após uma lesão, a normalização da função hormonal anormal, a atenuação da dor, a estimulação da libertação de endorfinas e a modulação do sistema imunitário.[6,7]

Assim, em geral, a aplicação em tecidos moles inclui a cicatrização de feridas, a remoção de tecido hiperplásico para revelar dentes impactados ou parcialmente erupcionados, a terapia fotodinâmica para doenças malignas e a fotoestimulação de lesões herpéticas. A utilização do laser provou ser uma ferramenta eficaz para aumentar a eficiência, a especificidade, a facilidade, o custo e o conforto do tratamento dentário [8]

O laser tem também alguns efeitos inadvertidos nas estruturas oro-dentárias. O conhecimento insuficiente sobre os efeitos indesejáveis da luz laser pode dar origem a armadilhas terapêuticas avassaladoras, pelo que uma alternativa de tratamento eficaz serviria como uma modalidade potencialmente destrutiva.

Por conseguinte, os médicos dentistas devem estar cientes dos efeitos adversos do laser durante os procedimentos terapêuticos para minimizar o risco potencial para os pacientes.[9] Devido às inúmeras vantagens e aplicações em medicina dentária, a necessidade desta dissertação bibliográfica é discutir principalmente o laser de tecidos moles, ou seja, o princípio do laser, os tipos e a sua aplicação clínica em medicina oral.

HISTÓRIA

O laser foi introduzido na medicina dentária na década de 1960. Em 1960, Theodore Maiman, um investigador da Hughes Aircraft Corporation, construiu o principal aparelho de laser em funcionamento, que descarregava um pilar de cor vermelha escura de uma pedra preciosa de rubi. Nos dois anos seguintes, os cientistas dentários examinaram a utilização concebível da inconfundível vitalidade do laser.[10]

- O primeiro laser de urânio pelos Laboratórios IBM (em novembro de 1960), o primeiro laser de hélio-neão pelos Laboratórios Bell em 1961 e o primeiro laser de semicondutores por Robert Hall nos Laboratórios General Electric em 1962[10]

- O primeiro laser de granada de ítrio e alumínio dopado com neodímio (Nd: YAG) e o laser de CO2 dos Laboratórios Bell em 1964, o laser de iões de árgon em1964, o laser químico em 1965 e o laser de vapores metálicos em 1966. Em cada caso, o "nome" do laser foi anotado em relação ao meio ativo (fonte de fotões do laser) utilizado.[5,1]

- O Dr. Leon Goldman, um dermatologista que estava a explorar diferentes vias para a expulsão de tatuagens utilizando o laser de rubi, centrou duas batidas dessa luz vermelha num dente do seu irmão dentista em 1965.[5,2]

- Na década de 1980, o laser de CO2 e o laser de granada de ítrio e alumínio dopado com neodímio (Nd: YAG) entraram em vigor e foram considerados como cooperando melhor com os tecidos duros dentários. Edge, Pecaro e Pick referiram as vantagens do tratamento com laser de CO2 das feridas dos tecidos delicados orais e dos sistemas periodontais.[5,3]

- Em 1989, um trabalho experimental efectuado por Keller e Hibst utilizando um laser YAG de érbio pulsado (2.940 nm) demonstrou a sua eficácia no corte de esmalte, dentina e osso. Este laser ficou disponível comercialmente no Reino Unido em 1995 e, pouco depois, um laser semelhante de Er, Cr: YSGG (erbium chromium: yttrium scandium gallium garnet) em 1997, constituiu um armamentário de lasers que iria responder às necessidades cirúrgicas da medicina dentária clínica em clínica geral.[5,4]

Tabela 1: Vários eventos e seus inventores

Ano	Nomes	Eventos
1913	Bohr	Emissão espontânea
1917	Einstein	Emissão estimulada
1958	Townes e Schawlow	Maser
1960	Maiman	Primeiro laser de rubi
1961	Snitzer	Primeiro laser
1964	Tons, basoc, Prokhrov	Nobel pela invenção do laser

1965	Goldman	Laser de rubi no dente
1977	Shafir e Slutzki	Utilização do laser na cavidade oral
1985	Myers e Myers	Fibra ótica de quartzo
1989	Hibst e Kella	Laser Er: YAG
2001	Jayawardena et al	A polpa exposta ao laser Er: YAG demonstrou uma boa cicatrização
2002	Schoop et al	Er: YAG uma ferramenta de desinfeção adequada
2010	Tachinami, kutsummi et al	Er: YAG útil na remoção de materiais de obturação do canal radicular
2012	Olivi	O laser Er: YAG promoveu a adesão do componente sanguíneo a superfície da raiz

LASERS DE TECIDOS MOLES EM MEDICINA DENTÁRIA

FÍSICA DO LASER[11,12]

Para a maioria dos médicos, os fundamentos do laser não são intuitivamente óbvios. Uma vez que o laser não existia no ambiente da nossa infância, não sentimos as interacções do laser com os tecidos da mesma forma que compreendemos os efeitos da faca nos tecidos. O médico deve estar familiarizado com os fundamentos da física do laser e da interação dos tecidos, de modo a utilizar o dispositivo laser adequado para atingir o objetivo do tratamento de forma segura e eficaz.

PROPRIEDADES DOS LASERS

Velocidade: A velocidade da luz no vácuo = 2,99×1010 cm/seg

Amplitude: A altura total da onda de pico a pico

Comprimento de onda: A distância entre quaisquer dois pontos correspondentes na onda

Frequência: Um número de ciclos de onda por segundo

LUZ

A luz é uma forma de energia electromagnética que se comporta como uma partícula e uma onda. O espetro eletromagnético é a gama de todas as frequências possíveis da radiação electromagnética. A radiação electromagnética (radiação EM ou REM) é uma forma de energia emitida e absorvida por partículas carregadas que apresentam um comportamento ondulatório àmedida que se deslocam no espaço. A REM tem componentes de campo elétrico e magnético, que se encontram numa relação fixa de intensidade entre si e que oscilam em fase perpendicular entre si e perpendicularmente à direção da energia e da propagação da onda. O fotão é o quantum da interação electromagnética e é a "unidade" básica ou constituinte de todas as formas de EMR.

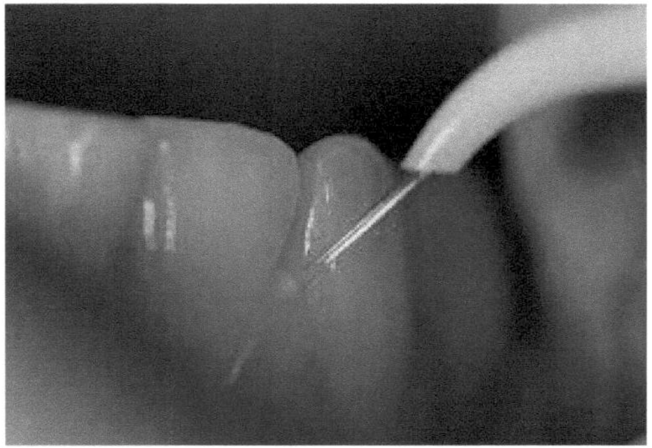

Existem três medidas que podem definir a onda de fotões produzida por um laser. A primeira é a velocidade, que é a velocidade da luz. A segunda é a amplitude, que é a altura total da oscilação da onda, desde o topo do pico até à base, num eixo vertical. Esta é uma indicação da intensidade da onda: quanto maior for a amplitude, maior é a quantidade de trabalho útil que pode ser efectuado.

Um joule é uma unidade de energia; uma quantidade útil para a medicina dentária é um mili-joule, que é 1/1000 de um joule. A terceira propriedade é o comprimento de onda, que é a distância entre quaisquer dois pontos correspondentes da onda no eixo horizontal. Trata-se de uma medida do tamanho físico, que é importante para determinar a forma como a luz laser é enviada para o local da cirurgia e como reage com o tecido.

O comprimento de onda é medido em metros e, para os comprimentos de onda utilizados em medicina dentária, são utilizadas unidades mais pequenas desta medida: microns (10^{-6} m) ou nanómetros (10^{-9} m). Uma propriedade das ondas que está relacionada com o comprimento de onda é a frequência, que é a medida do número de oscilações da onda por segundo. A frequência é inversamente proporcional ao comprimento de onda: quanto menor o comprimento de onda, maior a frequência, e vice-versa.

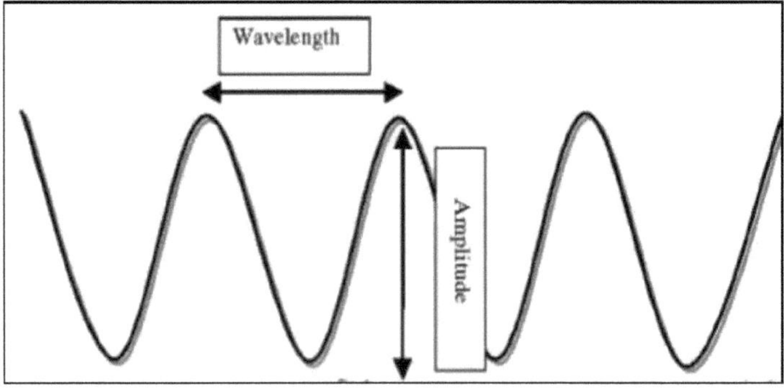

A unidade de energia da luz é o fotão e a relação entre a energia e a frequência pode ser expressa da seguinte forma

$E = $ hλh = constante de Planck

γ= frequência

Além disso, a relação entre a frequência e o comprimento de onda pode ser expressa como:

c = γ / λc = velocidade da luz

λ = comprimento de onda

Substituindo o comprimento de onda pela frequência:

$$E = hc/\lambda$$

Esta relação estabelece assim uma relação inversa entre o comprimento de onda e a energia fotónica. No que se refere ao espetro eletromagnético, isto explica porque é que os raios X, no extremo do comprimento de onda ultra-curto do espetro, têm uma energia de penetração profunda, enquanto as ondas de rádio de comprimento de onda longo requerem um recetor específico.

AMPLIFICAÇÃO

A amplificação faz parte de um processo que ocorre no interior do laser. A identificação dos componentes de um instrumento laser é útil para compreender a forma como a luz é produzida, que será abordada na secção seguinte.

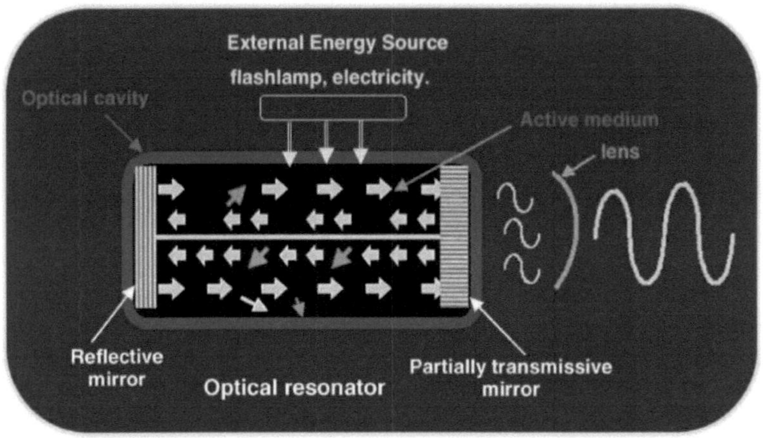

Fig. 1. The basic components of a laser. The excitation source provides energy so that stimulated emission will occur within the active medium. The photons are then amplified by the mirrors and emerge as laser light.

EMISSÃO ESTIMULADA

Quando a luz encontra a matéria, pode ser desviada (reflectida ou dispersa) ou absorvida. Se um fotão for absorvido, a sua energia não é destruída, mas sim utilizada para aumentar o nível de energia do átomo ou molécula absorvente. Esta ideia é fundamental tanto para a física do laser como para as interacções laser-tecido.

Um átomo pode absorver um fotão que deixa de existir, e um eletrão (e) no interior do átomo salta para um nível de energia mais elevado. Este átomo é assim bombeado para um estado excitado a partir do estado fundamental em repouso. No estado excitado, o átomo é instável e em breve decairá espontaneamente para o estado fundamental, libertando a energia armazenada sob a forma de um fotão emitido. Este processo é designado por *emissão espontânea (proposto por Bohr).*

O intervalo entre a absorção e a reemissão é geralmente muito curto e define o tempo de vida de fluorescência do átomo. O fotão emitido espontaneamente tem menos energia (um comprimento de onda maior) do que o fotão absorvido. A diferença de energia é normalmente transformada em calor.

Em qualquer átomo, apenas são permitidas determinadas órbitas (níveis de energia). Quando um fotão é absorvido, o átomo salta para um dos níveis de energia permitidos, o que significa que cada tipo de átomo ou molécula só pode absorver fotões com a energia (ou comprimento de onda) exacta. O resultado é que cada espécie de átomo ou molécula tem um espetro de absorção único.

O processo de lasing ocorre quando um átomo excitado pode ser estimulado a emitir um fotão antes de o processo ocorrer espontaneamente. Segundo Einstein, quando um fotão com a energia exacta (comprimento de onda) entra no campo eletromagnético de um átomo excitado, o fotão incidente desencadeia o decaimento do eletrão excitado para um estado de energia inferior. Este processo é acompanhado pela libertação da energia armazenada sob a forma de um segundo fotão. O primeiro fotão não é absorvido, mas continua a encontrar outro átomo excitado. Este fenómeno foi designado por *emissão estimulada*.

RADIAÇÃO

A radiação refere-se às ondas luminosas produzidas pelo laser como uma forma específica de energia electromagnética. O espetro eletromagnético é o conjunto completo da energia das ondas, desde os raios gama, que têm comprimentos de onda extremamente curtos (10^{-12} m), até às ondas de rádio, que têm comprimentos de onda muito longos (10^3 m). Os comprimentos de onda muito curtos, inferiores a cerca de 300 nm, são designados por ionizantes.

Este termo refere-se ao facto de a radiação de alta frequência (menor comprimento de onda) ter um grande momento fotónico. Esta energia mais elevada dos fotões pode penetrar profundamente nos tecidos biológicos e produzir átomos e moléculas carregados. Os comprimentos de onda superiores a 300 nm têm menos energia fotónica e causam excitação e aquecimento do tecido com o qual interagem.[11]

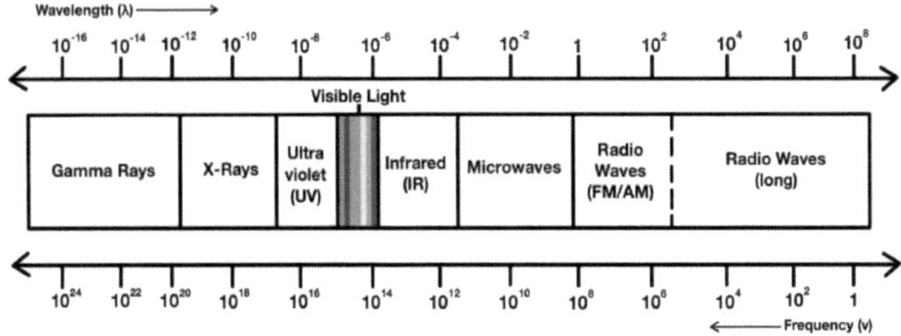

A radiação electromagnética refere-se a um tipo de energia capaz de se propagar através do espaço. Se esse espaço for o vácuo, então essa radiação viaja à velocidade da luz, ou seja, aproximadamente 3×108 m s-1. Como explicaremos mais adiante, esta radiação caracteriza-se por ter associados campos eléctricos e magnéticos, razão pela qual é designada por "electromagnética".

O conceito de ondas é algo com que todos estamos familiarizados, desde que caminhamos ao longo da praia e observamos as ondas a rebentar na areia. É fácil perceber que existem muitos tipos diferentes de ondas de água - rápidas e lentas; ondulações num lago, tsunamis gigantes. A radiação electromagnética partilha muitas das mesmas características que as ondas de água; assim, é muito conveniente combinar os dois conceitos na teoria das ondas electromagnéticas (ou ondas EM, abreviadamente)[12]

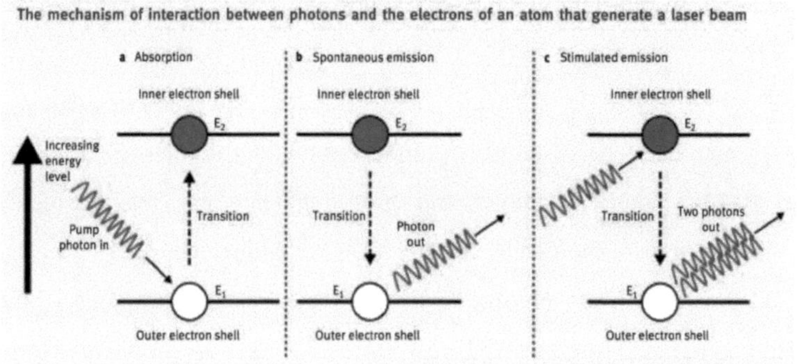

Tabela 2: Vários eventos e seus inventores

Luz visível	Luz LASER
Comprimento de onda múltiplo=	Tipicamente uma cor-
Luz branca (policromática)	Monocromático comprimento de
Não direcional e não focalizado	onda específico gerado Feixe
	colimado altamente focado e
	direcional
Desorganiza	Organizado e eficiente
do	
Incoerente	Coerente

COMPONENTES BÁSICOS DO LASER [15-19]

Ressonador ótico / tubo que contém o meio ativo. Meio ativo (meio de laser)
sólido, líquido ou gasoso Mecanismo de bombagem

Controlador

Sistema de entrega LASER

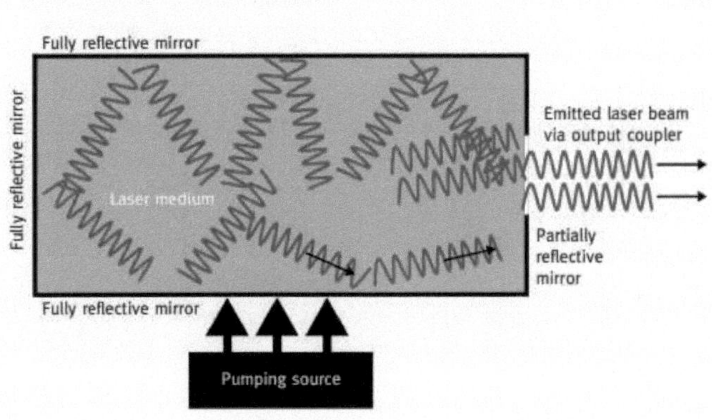

1.   Meio ativo

O meio ativo pode ser o gás, o líquido ou o estado sólido, onde a luz laser é
gerada através de um processo denominado emissão estimulada. O meio ativo
utilizado determina o comprimento de onda, a potência e a energia do laser. O
meio ativo indica normalmente o nome dos diferentes tipos de lasers. Por
exemplo: Laser de dióxido de carbono, laser Er:YAG e laser Nd:YAG.

2.   Mecanismo de bombagem

A fonte de energia externa fornece continuamente energia para excitar
(bombear) o meio ativo, de modo a que a emissão estimulada possa ocorrer,
obtendo-se uma inversão da população. No caso dos lasers de díodos

semicondutores, a fonte de energia é a eletricidade. A vareta laser de um laser de estado sólido ou a célula de corante de um laser líquido é bombeada com energia luminosa, daí o bombeamento ótico. As fontes de luz incluem lanternas, lâmpadas de arco e outros lasers (bomba laser).

Ressonador ótico

O meio ativo está posicionado dentro de um subsistema ótico denominado ressoador laser. O ressoador é constituído por dois espelhos separados pelo meio ativo entre eles. Os espelhos estão alinhados e paralelos entre si. Em cada extremidade do ressoador ótico, o espelho reflecte os fotões excitados produzidos pelo meio ativo excitado para trás e para a frente numa direção perpendicular às superfícies dos espelhos.

Este movimento da luz através do meio ativo amplifica a potência, obtendo-se uma "inversão da população". Um dos espelhos é parcialmente refletor (acoplador de saída). A superfície não reflectora deste espelho permite que os fotões saiam do ressoador como um feixe de energia monocromático e direcional.

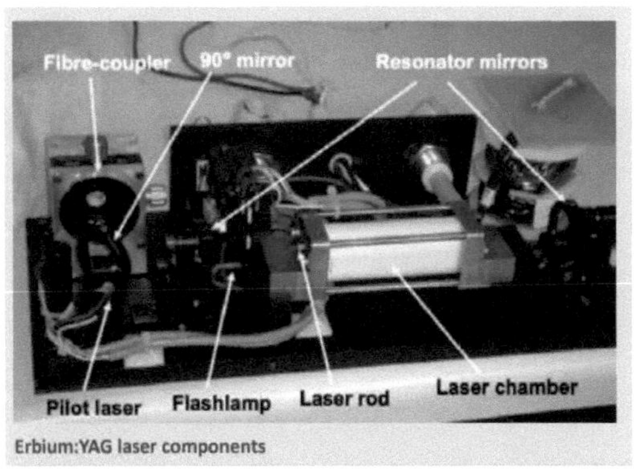

4.   **Sistema de arrefecimento** Nem toda a potência colocada no meio ativo é convertida em energia laser. Parte da potência é convertida em calor, o que aumenta a temperatura do meio ativo. Deve ser utilizado um sistema de arrefecimento para manter o meio ativo abaixo da sua temperatura máxima de funcionamento.

5.   **Painel de controlo** Microcomputador ou microprocessador instalado para o operador controlar os parâmetros de saída da energia laser

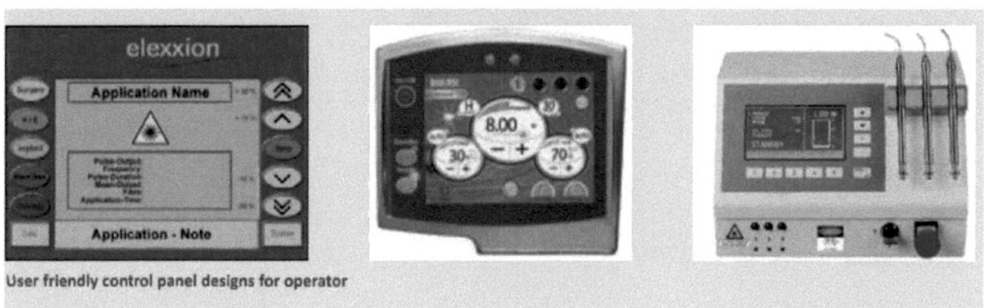

TIPOS DE EMISSÃO DE LUZ LASER [13-17]

1.   **Sistema de entrega por fibra ótica:** Os lasers na gama do visível (445 e 532 nm) e do infravermelho próximo (de 810 a 1064 nm) utilizam fios ópticos, em geral de quartzo, para conduzir a vitalidade do laser ao tecido, especificamente ou através de uma peça de mão terminal, com pontas rectas e precisas
Desvantagem: fica gasto com o tempo

Porque é que a fibra ótica é importante?
Peso leve Fácil aproximação Fácil esterilização Sensação tátil

2.   **Fibra oca:** Os lasers Er: YAG e CO 2 utilizam um tubo oco com paredes internas reflectoras que transmitem a energia laser ao longo do seu eixo interno.

Desvantagem: perda de energia ao longo do tempo com falta de controlo sobre a variabilidade da energia devido à reflexão interna.

3. Sistema de distribuição por braço articulado: Este sistema de entrega utiliza uma progressão de espelhos verbalizados (geralmente 7) associados uns aos outros, provocando a transmissão da vitalidade

4. Peças de mão

Contacto próximo	Peça de mão sem contacto
Funciona através de pontas de diversos tamanhos, formas, comprimentos e ângulos.	Também designados por "tip-less", utilizam uma lente de safira, localizada na parte final da peça de mão.
Destina-se a uma interação específica com tipos de tecidos melhorados.	Distância específica do alvo (normalmente de 5 a 10 mm, consoante ¢ipo).
A radiação do feixe de laser próximo ou em direto contacto com o tecido alvo	
Aumenta a precisão do trabalho	

MODOS DE EMISSÃO

Onda contínua: - O feixe transmitido a um nível de potência continuamente enquanto o dispositivo estiver ativo.

Modo de impulsos fechados: - Uma alteração periódica da energia do laser, ligando ou desligando, semelhante ao piscar de um olho. Modo obtido por uma abertura e um fecho do obturador em frente da trajetória do feixe.

Modo pulsado de funcionamento livre (modo de onda Donat): - A luz laser emite um grande pico de energia durante um curto período de tempo (microssegundos), seguido de um longo período de tempo em que o laser está desligado

INTERACÇÕES ENTRE LASER E TECIDOS

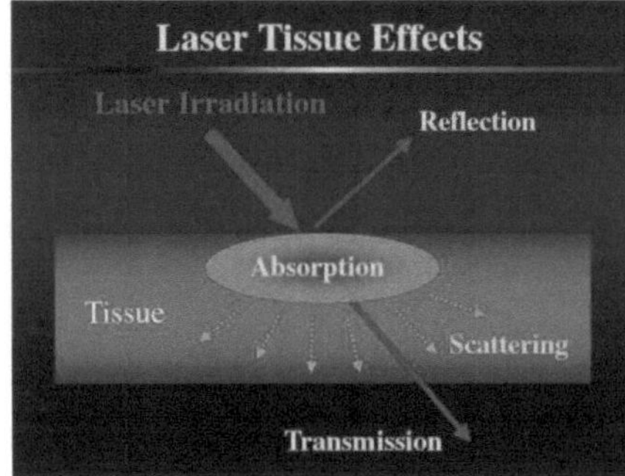

Princípio de funcionamento

A energia luminosa de um laser pode ter quatro interacções diferentes com o tecido alvo, e estas interacções dependem das propriedades ópticas desse tecido e do comprimento de onda utilizado. [14-19]

Transmissão

Transmissão da vitalidade do laser especificamente através do tecido, sem impacto num tecido objetivo.

A água é geralmente direta para o Nd:YAG, enquanto os líquidos dos tecidos retêm rapidamente o dióxido de carbono

Absorção[14-19]

Este impacto é o típico impacto sedutor, e a medida de vitalidade que é consumida pelo tecido depende das qualidades do tecido, por exemplo, pigmentação e teor de água, e do comprimento de onda do laser e do modo de descarga.

O díodo e o Nd : YAG têm uma grande afinidade com a melanina e uma menor comunicação com a hemoglobina

• O comprimento de onda mais longo é mais inteligente com a água e a hidroxiapatite

Erbium, laser de dióxido de carbono.

Os comprimentos de onda curtos, de cerca de 500-1000 nm, são consumidos rapidamente nos tecidos pigmentados.

Difusão ou dispersão[16-22]

A dispersão da luz laser provoca a debilitação da vitalidade e, possivelmente, não tem qualquer impacto biológico útil.

Reflexão

O raio laser torna-se mais divergente à medida que a distância da peça de mão aumenta.

Pode ser perigoso

TIPOS DE INTERACÇÕES ENTRE TECIDOS

1. **Fotoquímicos** - efeitos que os lasers provocam para suscitar reacções químicas, como a cura da resina composta. Podem também originar uma quebra de ligações químicas, como no processo de terapia fotodinâmica.

2. **Fotoablação** - Quando um laser é absorvido, ele eleva a temperatura e produz efeitos fotoquímicos, dependendo do conteúdo de água dos tecidos. Quando uma temperatura de 100°C é alargada, ocorre a vaporização da água dentro do tecido, um processo chamado Ablação.

A ablação a laser de tecidos moles (e a incisão e excisão) é um processo de vaporização da água intra e extracelular aquecida pela luz laser no interior do tecido mole irradiado.[23] Os vapores de água, que saem rapidamente do tecido mole intensamente aquecido pelo laser, transportam consigo cinzas celulares e outros subprodutos deste rápido processo de ebulição e vaporização da água. Para um determinado diâmetro de feixe de laser, o volume de tecido irradiado (se a dispersão da luz for insignificante) é proporcional à profundidade de absorção.

Quanto maior for a profundidade de absorção (ou seja, absorção mais fraca), mais energia é necessária para fazer a ablação do tecido. Quanto menor for a profundidade de absorção (ou seja, absorção mais forte), menos energia é necessária para ablacionar o tecido dentro do volume exposto. Por conseguinte, os comprimentos de onda dos lasers de díodo e Nd:YAG de[23-30]

• infravermelhos próximos são ferramentas de ablação a laser altamente ineficientes e espacialmente imprecisas (especialmente com potências laser mais baixas, típicas de aplicações dentárias) devido à sua fraca absorção.

• Os comprimentos de onda dos lasers de érbio IR médio e de CO2 IR são ferramentas de ablação laser altamente eficientes e espacialmente precisas devido à sua forte absorção pelos tecidos moles (ver Figura 2). A profundidade da ablação é proporcional à fluência[23] , ou seja, é diretamente proporcional à potência do laser e inversamente proporcional ao tamanho do ponto e à velocidade da mão. [31]

Coagulação dos tecidos moles: A coagulação ocorre como uma desnaturação das proteínas dos tecidos moles que ocorre no intervalo de temperatura de 60-100°C. [32-34] Este facto leva a uma redução clinicamente significativa da hemorragia (e da saída de líquidos linfáticos) nas margens do tecido ablacionado durante os procedimentos de ablação a laser (e excisão, incisão). O sangue está contido e é transportado através de vasos sanguíneos; o diâmetro dos vasos sanguíneos (estimado entre 21 e 40 µm a partir de medições em tecido conjuntivo gengival de cadáveres humanos[35] . A coagulação por laser é acompanhada pelo encolhimento das paredes dos vasos sanguíneos (e vasos linfáticos) devido ao encolhimento do colagénio a temperaturas elevadas. Para impulsos de laser curtos (mais curtos do que o tempo de relaxamento térmico), a profundidade de coagulação foto-térmica durante a ablação por laser do tecido mole é proporcional à profundidade de absorção [24]

- Para os comprimentos de onda do laser de érbio, as profundidades de coagulação são significativamente mais pequenas do que os diâmetros dos vasos sanguíneos gengivais[24] No entanto, a profundidade de coagulação pode ser aumentada (1) aumentando a largura e a frequência do impulso e (2) diminuindo a fluência do impulso abaixo do limiar de ablação.

- A absorção ótica e as profundidades de coagulação dos comprimentos de onda dos lasers de díodo dentário e Nd:YAG são significativamente superiores às dos comprimentos de onda dos lasers de érbio e CO2. Os seus efeitos de coagulação estendem-se para além dos diâmetros dos vasos sanguíneos e podem ocorrer em volumes alargados - longe do local de ablação onde não é necessária coagulação. Assim, os comprimentos de onda dos lasers de díodo dentário e Nd:YAG são frequentemente utilizados em aplicações coagulativas não ablativas que requerem uma penetração mais profunda da energia radiante nos tecidos.

- As profundidades de absorção ótica e de coagulação para os comprimentos de onda do laser de CO2 são eficazes dentro dos diâmetros dos vasos sanguíneos gengivais. A coagulação estende-se a uma profundidade suficiente num vaso sanguíneo cortado para parar a hemorragia. Um laser de CO2 de 10.600 nm produz uma coagulação cerca de 15 vezes mais profunda do que um laser Er:YAG; o seu coeficiente de absorção é 15 vezes inferior (ver Figura 2). No entanto, a profundidade da coagulação pode ser aumentada (1) aumentando a largura e a frequência do impulso e (2) diminuindo a fluência do impulso abaixo do limiar de ablação. O modo de funcionamento CW com definições de baixa fluência é utilizado para aplicações coagulativas não ablativas[23,24,28]. O funcionamento pulsado do SuerPulse[23,24] a uma fluência elevada é utilizado para aplicações ablativas sem carvão[34].

3. Fluorescência **dos tecidos** - utilizada como método de diagnóstico para detetar a substância reactiva à luz nos tecidos. Ex. Diagnodent para deteção de cáries

Vaporização e Carbonização - A temperaturas abaixo de 100°C, mas acima de quase 60°C, as proteínas começam a desnaturar, sem vaporização do tecido subjacente. Por outro lado, a temperaturas superiores a 200°C, o tecido é desidratado e depois queimado, resultando num efeito indesejável chamado Carbonização

EFEITOS DO LASER NOS TECIDOS MOLES [8,36,37]

O laser pode provocar aquecimento, soldadura, coagulação, desnaturação de proteínas, secagem, vaporização e carbonização, causando alterações histológicas como vacuolização intracelular, hipercromatismo celular e perda de estrutura intracelular, com o grau de carbonização dos tecidos.

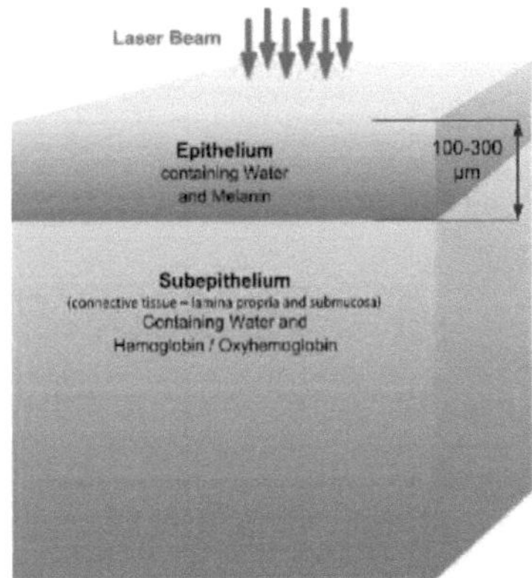

Figure 1. Simplified optical model of oral soft tissue consisting of (1) water-melanin-rich epithelium layer, and (2) water-hemoglobin-oxyhemoglobin-rich sub-epithelium (connective tissue inclusive of lamina propria and submucosa).

Os cromóforos primários para a ablação e coagulação dos tecidos moles orais são a hemoglobina, a oxihemoglobina, a melanina e a água. Estes quatro cromóforos também estão distribuídos espacialmente no tecido oral. A água e a melanina, por exemplo, residem no epitélio de 100-300 µm de espessura[36], enquanto a água,

a hemoglobina e a oxihemoglobina residem no sub-epitélio (lâmina própria e submucosa) [37]

Podem também ocorrer alterações epiteliais como bolhas, fissuras, erosões e qualquer perda de ligação intra-epitelial ou subepitelial e alterações vasculares como eritrócitos coagulados intraluminais, estase vascular com presença de eritrócitos acumulados e vasos sanguíneos ou linfáticos trombosados ou colapsados.

Se forem necessárias margens livres de doença, o patologista pode encontrar sérias dificuldades para as avaliar devido à presença de tecido carbonizado, artefactos e tecido desnaturalizado, coagulado e desorganizado de extensão variável à volta das margens.

Alterações histológicas observadas nos tecidos tratados com laser Alterações epiteliais	• Bolhas • Fendas • Erosões • Qualquer perda de ligação intra-epitelial ou subepitelial
Alterações do tecido conjuntivo	• Carbonização • Dessecação expressa numa camada eosinofílica densa
Alterações vasculares	• Eritrócitos coagulados intraluminais • Estase vascular com presença de coágulos eritrócitos • Trombose ou colapso do sistema sanguíneo ou linfático navios

Alterações da morfologia citológica	• Citoplasma hipercrómico • Fusão celular • Perda da adesão celular normal • Presença de núcleos hipercrómicos ou fusiformes

MECANISMO DE ACÇÃO[23]

Se a energia da radiação (qualquer quantidade) for absorvida pelo tecido, há quatro tipos básicos de respostas que podem ocorrer, como

- Interação fotoquímica

- Interação foto-térmica

- Interação fotomecânica

- Interação fotoeléctrica

Interação fotoquímica

Este tipo de interação inclui a interação do feixe com o processo químico do tecido e pode ser subdividido da seguinte forma

• *Bioestimulação*: Descreve o efeito estimulador da luz laser nos processos bioquímicos e moleculares que ocorrem normalmente nos tecidos, como a cicatrização e a reparação.

- *Terapia fotodinâmica*: É o uso terapêutico de lasers para o tratamento de condições patológicas. Pode ser benéfica no tratamento de lesões potencialmente pré-malignas, como as leucoplasias orais, e útil como terapia adjuvante na remoção de áreas de campo de cancerização adjacentes a locais de cancro.

Fluorescência: Pode ser utilizada para detetar substâncias reactivas à luz nos tecidos Interação foto-térmica

Manifesta-se basicamente da seguinte forma:

- *Fotoablação*: Não é mais do que a remoção do tecido por vaporização e sobreaquecimento dos fluidos do tecido, coagulação ou hemostase.
- *Foto pirólise*: É a queima dos tecidos

Interação fotomecânica

Inclui o seguinte:

- *Foto-rutura ou foto-dissociação*: Que nada mais é do que a quebra da estrutura pela luz laser.
- *Fotoacústica*: Trata-se da remoção dos tecidos com terapia de ondas de choque.

Interação fotoeléctrica

Inclui o seguinte:

Fotoplasmólise: Descreve a forma como o tecido é removido através da formação de iões eletricamente carregados

CLASSIFICAÇÃO DOS LASERS

De acordo com Pendyala C. et.al em 2017

1. Baseado no meio ativo [13-21]

A. Sólido

B. Líquido

C. Gás

2. Com base na aplicação

A. Lasers para tecidos moles

B. Lasers para tecidos duros

3. Com base no comprimento de onda

A. Excimer 195-350nm

B. Alexandrite 337nm

C. Árgon 455-515nm

D. He-Ne 637nm

E. Díodo 655-980nm

F. Nd:YAG 1064nm

G. Ho:YAG 2100nm

H. Er, Cr:YSGG 2780nm

I. Er:YSGG 2790nm

J. Er:YAG 2940nm

K. CO2 10600nm

Os lasers foram classificados de várias formas, tais como [38]

I. De acordo com o comprimento de onda (nanómetros)

1. Gama UV (ultravioleta) - 140 a 400 nm

2.   VS (espetro visível) - 400 a 700 nm

3.   Gama IR (infravermelhos) - mais de 700 nm

A maioria dos lasers funciona numa ou mais destas regiões de comprimento de onda.

II.   Classificação geral

1.   Laser duro (para trabalhos cirúrgicos)

i.   Lasers de CO2 (gás CO2)

ii.   Lasers Nd:YAG (cristais de ítrio-alumínio-garnet pontilhados com neodímio)

iii.   Laser de árgon (iões de árgon)

2.   Laser suave (para bioestimulação e analgesia)

i.   Lasers He-Ne

ii.   Lasers de díodos

III.   De acordo com o sistema de distribuição

i.   Braço articulado (tipo espelho)

ii.   ii. Guia de ondas oco

iii.   iii. Cabo de fibra ótica

IV. *De acordo com o tipo de meio ativo utilizado*: Lasers de gás, sólidos, semicondutores ou de corantes

V.   *De acordo com o tipo de meio de iluminação*: Érbio: Ítrio
Granada de alumínio

VI. *De acordo com o esquema de bombagem*

1.   Laser bombeado opticamente

2.   Laser bombeado eletricamente

VII. De acordo com o modo de funcionamento

1. Lasers de onda contínua

2. Lasers pulsados

VIII.　　De acordo com o grau de perigo para a pele ou para os olhos em caso de exposição inadvertida,

O sistema de classificação dos lasers baseia-se na probabilidade de ocorrência

de danos. Classe I- (< 39mw) Isento; não representa uma ameaça de danos

biológicos

Classe II- (< 1 mw) A saída pode causar danos a uma pessoa se esta olhar fixamente para o feixe durante um longo período de tempo. A reação normal de aversão ou o piscar de olhos deve impedir que se olhe para o feixe. Não podem ser causados danos durante o tempo que demora a pestanejar.

Classe IIIA -(<5OOmw) Pode causar lesões quando o feixe é recolhido por instrumentos ópticos e dirigido para o olho.

Classe IIIB -(<5OOmw) Provoca lesões se for vista durante um curto período de tempo, mesmo antes de poder piscar

Classe IV - (> 5OOmw) A visão direta e os reflexos especulares e difusos podem causar danos permanentes, incluindo cegueira.

Embora tenha havido muitas classificações de lasers, o Professor Vipul Kumar

Srivastava et al. propuseram uma nova classificação simplificada de lasers com base na utilização clínica

DENTAL LASERS CLASSIFICATION

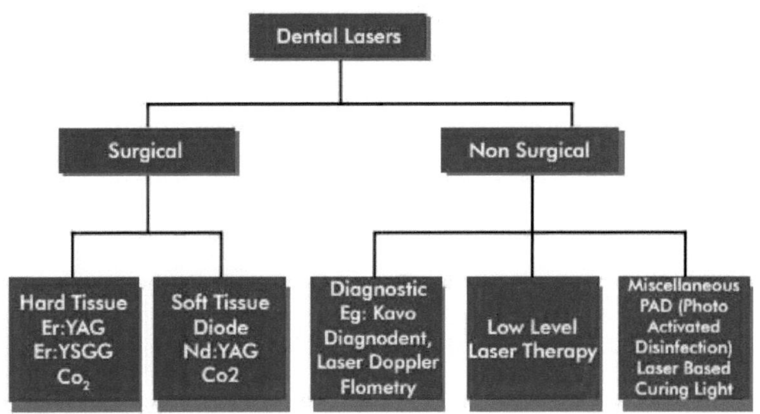

TIPOS DE LASERS[39,40]

Com base na potência, os lasers podem ser classificados nas três categorias seguintes:

i.   Lasers de alta potência (duros, quentes)

Estes lasers aumentam a energia cinética dos tecidos e produzem calor. Como resultado, deixam os seus efeitos terapêuticos através de interacções térmicas. Estes efeitos incluem a necrose, a carbonização, a vaporização, a coagulação e a desnaturação.

Estes lasers têm normalmente uma potência de saída superior a 500 mW.

ii.   Lasers de potência intermédia

Estes lasers deixam os seus efeitos terapêuticos sem produzir calor significativo. Para encurtar o período de tratamento e acelerar o efeito terapêutico em alguns casos, os lasers de baixa potência são substituídos por lasers intermédios com potências de saída que variam entre 250 e 500 mW.

iii.   Lasers de baixa potência (suaves, frios)

É também conhecido como laser de baixo nível. Estes lasers não têm efeitos térmicos nos tecidos e produzem uma reação nas células através da luz denominada foto-estimulação ou reação foto-bioquímica. A potência de saída destes lasers é inferior a 250 mW. O ponto crítico que diferencia os lasers de baixa potência dos de alta potência são as reacções fotoquímicas com ou sem calor. O fator mais importante para conseguir esta caraterística nos lasers não é a sua potência, mas a densidade de potência por cm2. Se a densidade for inferior a 670 mW/cm2, pode imitar o efeito estimulador dos lasers de baixa potência sem quaisquer efeitos térmicos

COMPRIMENTOS DE ONDA DE LASER UTILIZADOS EM MEDICINA DENTÁRIA [41-44]

São utilizados vários comprimentos de onda em medicina dentária. Estes lasers são designados de acordo com o seu meio ativo, comprimento de onda, sistema de entrega, modo de emissão, absorção tecidular e aplicações clínicas.

Os lasers utilizados em medicina dentária estão listados abaixo, de acordo com os seus comprimentos de onda, sendo o mais curto o primeiro

Laser de árgon

O laser tem gás árgon como meio ativo, que é energizado utilizando uma descarga eléctrica de alta corrente. É fornecido opticamente em modo de onda contínua e de impulso fechado. Existem dois comprimentos de onda de emissão utilizados em medicina dentária: 488 nm, de cor azul e 514 nm, de cor verde azulada. A emissão a 488 nm é o comprimento de onda necessário para ativar a cânfora quinona, o foto-iniciador mais utilizado para a polimerização da resina em restaurações de compósito.

O feixe divergente é utilizado em modo sem contacto, para fornecer energia de cura. Alguns estudos mostraram um aumento da resistência da resina curada utilizando o laser de árgon em comparação com a luz azul convencional. Estes lasers estão também a ser utilizados em laboratório e em consultório para procedimentos como o branqueamento ativado por luz e materiais de impressão.

O comprimento de onda de 514 nm é bem absorvido em tecidos que contêm hemoglobina, hemossiderina e melanina. Popularizado como excelente agente hemostático e utilizado para o tratamento de agudos na doença periodontal e lesões altamente vascularizadas, como o hemangioma.

Nenhum destes comprimentos de onda é absorvido nos tecidos duros dentários ou na água. Esta propriedade de fraca absorção no esmalte e na dentina é vantajosa quando se cortam e esculpem os tecidos gengivais, não causando danos à estrutura dentária durante o procedimento. Ambos os comprimentos de onda podem ser utilizados na deteção de cáries. Quando se ilumina o dente com o laser de árgon, as áreas cariadas aparecem em vermelho alaranjado escuro e são facilmente distinguíveis dos tecidos saudáveis.

Díodo

um laser de meio ativo sólido, fabricado a partir de cristais semicondutores, alumínio ou índio, gálio e arsénio. Os comprimentos de onda disponíveis para utilização dentária dependem do meio ativo, sendo 800 nm para o alumínio e 980 nm para o índio. Cada sistema fornece energia em modo de onda contínua e de impulsos fechados. Todos os lasers de díodo são bem absorvidos pelos tecidos pigmentados e são profundamente penetrantes, controlando a hemostase até certo ponto.

A emissão de onda contínua do laser de díodo provoca um aumento rápido da temperatura nos tecidos alvo. O médico deve utilizar ar e água para arrefecer o local da cirurgia. É um excelente laser para tecidos moles indicado para cortar e coagular a gengiva e a mucosa para desbridamento sulcular. Outra grande vantagem é o facto de o laser ser de tamanho mais pequeno e portátil. Para além dos lasers cirúrgicos, estes são utilizados no fabrico de dispositivos como o Diagnodent, que utiliza um díodo vermelho visível com um comprimento de onda de 655 nm e uma potência de 1 mW. Esta energia vermelha excita a fluorescência da estrutura dentária cariada, que, quando detectada no dispositivo, analisa e quantifica o grau de cárie.

Neodímio: YAG

O Nd: YAG tem um meio ativo sólido, contendo cristais de granada combinados com metais de terras raras, ítrio e alumínio, dopados com iões de neodímio. O comprimento de onda fornecido é de 1064 nm. Estes lasers são altamente absorvidos pela melanina, mas menos pela hemoglobina. Utilizado para cortar e coagular tecidos moles dentários e desbridamento sulcular. A energia do laser Nd:YAG é ligeiramente absorvida pelos tecidos duros dentários, com pouca interação com a estrutura dentária sólida, permitindo a cirurgia dos tecidos moles sem danificar a estrutura dentária adjacente. As lesões cariosas podem ser facilmente removidas sem remover a estrutura dentária sólida.

Laser de CO2

O laser de CO2 é um laser de meio ativo gasoso que contém constituintes gasosos de moléculas de CO2 bombeadas através de corrente eléctrica, produzindo um comprimento de onda de 10600 nm, fornecido através de um tubo oco em modo de impulso contínuo ou fechado. Este comprimento de onda é bem absorvido pela água, pelo que pode facilmente cortar e coagular os tecidos moles. Tem uma penetração pouco profunda, pelo que pode ser utilizado no tratamento de lesões da mucosa e pode vaporizar tecidos fibrosos densos.

Este laser pode ser utilizado tanto no modo de contacto como no modo sem contacto. Após a cirurgia, pode ser utilizado em modo desfocado para colocar uma ligadura biológica chamada escara na superfície da ferida. Este laser tem uma absorção mais elevada na hidroxiapatite, 1000 vezes superior à do érbio.

Por conseguinte, o dente adjacente ao local da cirurgia deve ser protegido com um instrumento metálico

VANTAGENS DOS LASERS [6,11-15]

- Sem anestesia ou sem broca
- Menos perda de sangue, menos dor efeito hemostático e analgésico
- Reduzir o edema pós-operatório
- Menos cicatrizes pós-operatórias
- Cicatrização inicial, regeneração rápida, redução da pós-sensibilidade em restaurações
- Não é necessário fazer pensos e suturas para fechar a ferida
- Menor probabilidade de metástases
- Esterilização do local de tratamento
- A exposição do esmalte dentário ao laser provoca uma redução da atividade da cárie
- O paciente fica livre do medo e da ansiedade
- Vantajoso para pacientes com problemas médicos

DESVANTAGENS DO LASER

- O feixe de laser pode ferir o doente ou o operador através do feixe direto ou da luz reflectida, provocando queimaduras na retina
- Mais caro
- Necessita de pessoal qualificado

LASERS UTILIZADOS HABITUALMENTE EM MEDICINA DENTÁRIA

Lasers de dióxido de carbono: Lasers de gás[45,46]

Vantagens

o   Têm uma elevada afinidade com a água, permitindo uma rápida remoção dos tecidos moles

o   Hemostasia rápida com penetração superficial

o   Geralmente utilizado em procedimentos cirúrgicos maiores e menores

o   Melhora a retenção mecânica do vedante

Desvantagens

o   Têm a absorvância mais elevada de qualquer laser

o   Grande dimensão, custo elevado

o   Maior destruição de tecidos duros

Laser de neodímio e ítrio e granada de alumínio (Ne: YAG): Lasers de estado sólido [1,8]

Vantagens

o   Altamente absorvido pelos tecidos pigmentados

o   Eficaz para cortar e coagular os tecidos moles dentários

o   Boa hemostase

o   Utilizado no desbridamento sulcular não cirúrgico

Desvantagens

o   Custo e dimensão elevados

Laser de érbio[6,21] Lasers de estado sólido

Vantagens

o   Os comprimentos de onda do érbio têm uma elevada afinidade para a hidroxiapatite e a maior absorção de água.

o   Utilizado para tecidos moles e duros

Desvantagens

o   Custo elevado.

o   Tempo de tratamento marginalmente prolongado, mas melhores resultados.

Lasers de díodos: Lasers de estado sólido[6,7]

Vantagens

o   Utilizado para aplicações em tecidos moles

o   Absorvido principalmente pelo pigmento dos tecidos (melanina) e pela hemoglobina

Desvantagens

o   Pouco absorvido pela hidroxiapatite e pela água presentes no esmalte

Laser de árgon [6,47-49]

o   Produzem luz azul visível de alta intensidade

o   Cura de restaurações dentárias

o   Também altera a química da superfície do esmalte e da dentina das superfícies radiculares, o que reduz a

Laser de érbio: Laser de crómio, crómio, ítrio, escândio e granada de gálio (Er: Cr: YSGG)

- Gravura na superfície do esmalte
- Remoção da camada de esfregaço

Laser de érbio: Yttrium Aluminium Garnet Laser (Er: YAG)[50] (fig. 10)

- Remover cáries no esmalte e na dentina
- Remove o GIC e o compósito deslocados
- Dessensibilizar a dentina de hipersensibilidade

LASER COMUMMENTE UTILIZADO EM MEDICINA ORAL

APLICAÇÃO DE LASERS EM TECIDOS MOLES[8]

Existem inúmeros procedimentos em tecidos moles que podem ser efectuados com lasers. Duas das suas principais características são a redução da hemorragia intra-operatória e a diminuição da dor pós-operatória em comparação com as técnicas convencionais, como a eletrocirurgia. O grau de absorção nos principais componentes dos tecidos determina o tipo de efeito obtido pelo laser nos tecidos moles e, a este respeito, o teor de água e hemoglobina nos tecidos orais é importante para a absorção eficaz de muitos lasers dentários normalmente utilizados. Certos procedimentos em doentes com perturbações hemorrágicas são mais adequados a lasers com maiores capacidades hemostáticas

Terapia laser de baixa intensidade (LLLT)

A terapia laser de baixa intensidade (LLLT) é definida como um tratamento laser em que a saída de energia é suficientemente baixa para produzir efeitos não térmicos e bioestimuladores. Os mecanismos de efeito da LLLT que causam analgesia por laser devem-se à estabilização do potencial despolarizante das fibras nervosas ou aos efeitos nos processos celulares e bioquímicos das respostas inflamatórias. É uma nova modalidade de tratamento e tem a vantagem de ser indolor e sem efeitos secundários. A LLLT tem sido utilizada eficazmente na dor durante a terapia ortodôntica, na aceleração do processo de cicatrização de feridas, na redução da carga bacteriana em condições ulcerativas como a úlcera aftosa, em infecções, etc. (Hong-Meng et al.
1995)

EFEITOS DOS LASERS NOS TECIDOS MOLES[1,8,51]

Efeitos biológicos da terapia laser de baixa intensidade (Diodo)

Absorção da energia laser em LLLT

As principais estruturas absorventes para os comprimentos de onda do laser vermelho visível e infravermelho próximo utilizados na LLLT são provavelmente proteínas; no entanto, a identidade dos fotorreceptores responsáveis pelos efeitos biológicos da LLLT ainda não foi resolvida. Uma vez que a penetração nos tecidos da energia laser utilizada na LLLT pode ser da ordem dos 5-10 mm, tanto as estruturas superficiais como as mais profundas podem ser afectadas.

No entanto, à medida que a energia penetra nos tecidos, verifica-se uma dispersão múltipla tanto pelos eritrócitos como pelos microvasos, pelo que tanto a reologia do sangue como a distribuição dos microvasos influenciam significativamente a distribuição final da energia laser. Não é claro se os efeitos fotobiológicos que ocorrem com a LLLT são específicos da energia laser coerente monocromática ou se podem ser provocados por fontes de luz convencionais que emitem energia não coerente numa gama semelhante de comprimentos de onda.

Efeitos da LLLT nos fibroblastos

Os efeitos estimulantes da LLLT na proliferação de fibroblastos *in vitro* estão bem estabelecidos. Embora se deva notar que a maioria dos estudos de cultura de células utilizou fibroblastos dérmicos, os fibroblastos da mucosa bucal e gengivais têm um perfil de resposta semelhante ao dos fibroblastos dérmicos. Em doses baixas (por exemplo, 2 J/cm^2), a LLLT estimula a proliferação, ao passo que doses elevadas (por exemplo, 16 J/cm^2) são supressivas. A maturação e a locomoção dos fibroblastos através da matriz também são influenciadas pela LLLT, o que, por sua vez, pode contribuir para as forças de tração mais elevadas registadas nas feridas cicatrizadas.

Existem vários mecanismos pelos quais a LLLT pode estimular a proliferação de fibroblastos. Foi demonstrado que a LLLT estimula a produção de fibroblastos básicos. Pensa-se que este facto facilita o desbridamento da ferida, estabelecendo assim as condições necessárias para o início da fase proliferativa da resposta de cicatrização.

Efeito da LLLT nas células epiteliais

Um possível mecanismo pelo qual a LLLT pode melhorar a cicatrização de feridas *in vivo* é através da estimulação das células epiteliais. A LLLT aumenta a motilidade dos queratinócitos epidérmicos humanos *in vitro*, o que explicaria a descoberta de que os locais das feridas tratados com LLLT apresentam um fecho acelerado. Apesar dos seus efeitos na proliferação, a LLLT não altera a diferenciação normal dos queratinócitos nem a síntese de queratinas, pelo que não interfere com a formação de uma epiderme normal e funcional. Assim, o uso clínico da LLLT em condições que aumentam a migração dos queratinócitos não deve alterar a integridade final ou a função diferenciada da epiderme que migra para cobrir a área ferida.

Efeitos da LLLT nas células ósseas

A LLLT utilizando um laser He Ne exerce efeitos pronunciados na proliferação, diferenciação e calcificação de células osteoblásticas em cultura, embora exista uma janela terapêutica específica para estes efeitos. A proliferação celular e a síntese de ADN são aumentadas pela LLLT apenas quando as células se encontram numa fase de crescimento ativo. A LLLT provoca uma maior acumulação de cálcio e acelera a calcificação *in vitro*. Se o paralelo *in vivo* for verdadeiro, espera-se que a LLLT dos locais de cicatrização no osso aumente a deposição óssea e promova a regeneração óssea.[1,6]

Efeitos da LLLT no sistema vascular sanguíneo

O espasmo vascular pode resultar em isquemia dos tecidos e tem sido associado a uma série de condições dolorosas. Em sistemas *in vitro*, a LLLT pode induzir uma redução imediata da tensão isométrica do músculo liso vascular, enquanto o mesmo efeito pode ser induzido pela LLLT *in vivo* através da pele para

os vasos subjacentes. O relaxamento do músculo liso vascular pode contribuir para os efeitos analgésicos da LLLT.

Mecanismos envolvidos na aceleração da cicatrização de feridas por LLLT

Fibroblasts:
   Proliferation
   Maturation
   Locomotion
   Transformation into myofibroblasts
   Reduced secretion of PGE2 and IL-1
   Enhanced secretion of bFGF
Macrophages:
   Phagocytosis
   Secretion of fibroblast growth factors
   Fibrin resorption
Lymphocytes:
   Activation
   Enhanced proliferation
Epithelial cells:
   Motility
Endothelium:
   Increased granulation tissue
   Relaxation of vascular smooth muscle
Neural tissue:
   Reduced synthesis of inflammatory mediators
   Maturation and regeneration
   Axonal growth

Tabela 5: Diferentes tipos de lasers e suas aplicações[52-60]

LASERS	CANDIDATURA
Lasers de dióxido de carbono	Lesões superficiais, rejuvenescimento da pele e remoção de sialólitos. Lesões pré-malignas como leucoplasia, sublingualqueratose.
	Úlceras aftosas Lesões herpéticas Coagulação de áreas hemorrágicas Remoção de tecidos de granulação Excisão de epúlides Hiperplasia inflamatória Mucoceles e rânula Lesões pigmentadas
Lasers Nd: YAG	Lesões pigmentadas. Sialólitos, carcinoma verrucoso
Lasers Ho: YAG	Biópsia excisional
Lasers Er: YAG	Tecidos duros e resurfacing cutâneo
Lasers de árgon	Anomalias vasculares
Lasers de díodos	lesões dos tecidos moles orais
Laser He-Ne	Mucosite por radiação

| Laser de baixo nível | Lesões de herpes, úlceras aftosas e feridas de dentaduras |
| Lasers de Hélio-Cádmio | Exame de fluorescência. |

APLICAÇÃO CLÍNICA DO LASER EM MEDICINA ORAL[61,62]

Nas últimas décadas, a utilização de lasers nas lesões orais e maxilofaciais tem vindo a crescer drasticamente. Os lasers oferecem muitas aplicações clínicas úteis para os médicos dentistas no diagnóstico e tratamento de pacientes com diferentes tipos de lesões da mucosa oral e perturbações maxilofaciais, desde que o clínico receba a formação adequada para utilizar esta tecnologia de forma segura e eficaz. O laser pode parecer ter um papel muito mais importante no futuro do que se pensa atualmente.

Aplicação de laser em lesões da mucosa oral[51]

Uma série de lesões intra-orais pode ser tratada com laser. A importância da utilização do laser para a biópsia e vaporização de lesões extensas e difusas da mucosa reside na incomparável rapidez, eficácia e tolerabilidade global em comparação com outras modalidades cirúrgicas. A mucosa de toda a cavidade oral pode ser vaporizada sem morbilidade significativa para o doente e sem grandes problemas de alimentação e hidratação quando o doente tem alta do internamento com laser de CO_2 para excisão de lesões pré-malignas e malignas.

LASERS EM LESÕES PRÉ-MALIGNAS ORAIS[52-55&64,65]

As lesões orais pré-malignas da cavidade oral, como a leucoplasia e a eritroplasia, continuam a ser um desafio em termos de diagnóstico e tratamento. Têm potencial para transformação maligna. O tratamento destas lesões inclui a observação, a excisão, a ablação ou terapias médicas tópicas. A norma de ouro para o tratamento da doença pré-maligna de alto grau clinicamente evidente é a excisão para ablação por laser. O laser angiolítico pode ser utilizado para atingir a vasculatura das lesões orais, deixando a mucosa intacta, o que resulta num menor desconforto para os doentes. Vários estudos demonstraram a aplicação de vários lasers, tais como CO2, THULIUM, díodo de 532 e 940 nm e laser KTP pulsado de 532 nm no tratamento adequado de lesões orais pré-malignas.

Leucoplasia oral [66-70]

A leucoplasia oral é definida pela OMS como uma mancha ou placa branca que não pode ser caracterizada clínica ou patologicamente como qualquer outra doença. Trata-se de uma placa branca, bem demarcada, com textura lisa, de aspeto coriáceo, referida como lama fissurada. É de tipo homogéneo e não homogéneo. Ocorre normalmente nos lábios, na mucosa bucal, na língua, na gengiva e no pavimento da boca. Com base ntextura e espessura da lesão, deve ser efectuada a excisão ou vaporização. As lesões hiperqueratóticas espessadas têm menos conteúdo de água, pelo que a vaporização não pode ser efectuada. As lesões difusas não podem ser tratadas por excisão. Nestas lesões, a LLLT é efectuada com lasers de dióxido de carbono, que podem ser utilizados num modo desfocado. [

P.S. van der Hem et al. h 282 leucoplasias orais foram tratadas por evaporação a laser de CO2. Num período de seguimento médio de 52 meses, 251 leucoplasias tratadas (89,0%) não apresentaram recidiva.

Eritroplasia[68-69]

A eritroplasia é definida como uma lesão vermelha da mucosa oral que exclui outras patologias conhecidas. A lesão é constituída por uma lesão vermelha erodida, algo submersa, que é frequentemente observada com uma demarcação distinta em relação à mucosa de aspeto normal. É geralmente assintomática, mas por vezes associada a sensação de ardor em conjugação com a ingestão de alimentos. A eritroplasia pode ser tratada por excisão cirúrgica e laser de CO_2. É importante excisar a lesão de forma ampla e não profunda, devido à natureza superficial das lesões displásicas e in situ.

Fibrose submucosa oral [71-73]

A fibrose submucosa oral (OSMF) é uma doença crónica que afecta a mucosa oral, caracterizada por eritema, palidez e aspeto marmoreado, com aumento da fibrose do tecido conjuntivo e diminuição progressiva da capacidade de abrir a boca. O laser é utilizado para libertar estas bandas fibróticas, o que leva a uma cicatrização com o mínimo de cicatrizes, diminuindo assim a probabilidade de trismo induzido pelo procedimento. O laser de díodo com cabo de fibra ótica é relativamente fácil de aceder a áreas que são consideradas de "difícil acesso". Uma vez que a sua profundidade de corte é inferior a

0,01 mm, ajuda a preservar os tecidos para além desta profundidade. Assim, existe uma linha precisa de corte controlado, sem danificar os músculos e as estruturas mais profundas. Assim, a terapia laser elimina a utilização de enxertos para fechar o defeito, apesar da ressecção extensa. Obtém-se excelentes resultados funcionais.

Zainab Chaudhry et al, em 2014, trataram 16 casos de FOS moderada com fibrotomia a laser Erbium Chromium Yttrium Scandium Gallium Garnet (ErCr:YSGG) sob anestesia local, em combinação com a cessação de hábitos, esteróides tópicos, licopeno e fisioterapia oral, concluindo que a fibrotomia a laser ErCr:YSGG sob anestesia local é um procedimento minimamente invasivo, económico, realizado à distância e um complemento útil no tratamento da FOS moderada.

Queratoacantoma:[67]

O queratoacantoma também é conhecido como carcinoma auto-reparador. Tem uma forte semelhança clínica e patológica com o carcinoma de células escamosas. Encontra-se maioritariamente no bordo exterior do vermelhão dos lábios e apresenta-se como um nódulo firme, séssil, em forma de cúpula, com um tampão central de queratina. Para limitar a formação de cicatrizes no tecido, a maioria das lesões é excisada com laser de dióxido de carbono em modo pulsado, criando uma linha de saída. Em seguida, o feixe de laser é mantido perpendicular ao contorno e é removida uma forma de cunha de espessura total e aproximada com sutura.

Carcinoma verrucoso[74-77] :

O carcinoma verrucoso (CV) é uma forma de carcinoma de células escamosas de crescimento lento e sem metástases que afecta mais frequentemente a mucosa oral, embora outros locais como a laringe, o esófago, a fossa nasal, a pele e os órgãos genitais também possam estar envolvidos. Tem um aspeto exofítico, semelhante a uma couve-flor, e ocorre maioritariamente em idosos. Sítios comuns: vestíbulo mandibular, mucosa bucal, gengiva, língua e palato duro. A lesão exofítica pode ser facilmente excisada juntamente com a base da lesão utilizando um laser de dióxido de carbono ou um laser de contacto Nd:YaG. Luciane H. Azevedo et al 2007 trataram dois casos de carcinoma verrucoso extenso e de grandes dimensões na superfície dorsal da língua com laser de CO2 e registaram que a recuperação foi muito satisfatória em ambos os doentes, sem complicações como infeção ou edema. O processo de cicatrização estendeu-se por um período de 6 a 8 semanas e terminou sem cicatriz e com alteração da forma anatómica e da função da língua[34] .

APLICAÇÕES DO LASER EM LESÕES DOS TECIDOS MOLES ORAIS:

Úlcera aftosa recorrente[78-80] :

As úlceras aftosas recorrentes (UAR) são a lesão ulcerosa oral mais comum. Existem vários factores etiológicos possíveis, como história familiar, alergia, trauma, stress, falta de sono, deficiência de vitamina B12, deficiência de ferro, desequilíbrio hormonal ou reacções imunitárias. Interfere com as actividades diárias da vida, como falar, comer e engolir. A terapia laser de baixa intensidade (LLLT) ajuda no alívio imediato da dor e acelera a cicatrização de feridas, estimulando a fosforilação oxidativa nas mitocôndrias e modulando as respostas inflamatórias.

De Souza et al. avaliaram o efeito da fotobiomodulação (PBM) com laser de diodo em dias consecutivos para controle da dor e reparo da UAR. Os resultados concluíram que 75% dos pacientes apresentaram redução da dor na mesma sessão após o tratamento com laser, e a regressão total da lesão ocorreu após 4 dias. O ideal é tratar as úlceras aftosas nas primeiras 48 horas. Shariq Najeeb et al, na sua revisão sistemática, concluíram que os lasers de CO2 têm a vantagem única de requererem um tempo de exposição muito curto (5-10 s) no tratamento.

Tratamento a laser efectuado com ou sem anestesia tópica, na regulação mais baixa 1-2
W. O feixe é colocado num modo altamente desfocado, em que é fornecida

uma energia mínima ao local, e depois o feixe é aproximado da úlcera até o doente começar a sentir uma ligeira sensação de calor ou desconforto. Nesta altura, utilizando movimentos circulares, a úlcera aftosa é laseada desde o seu centro até um pouco para além da auréola eritematosa. A alteração da superfície da úlcera aftosa deve ser registada

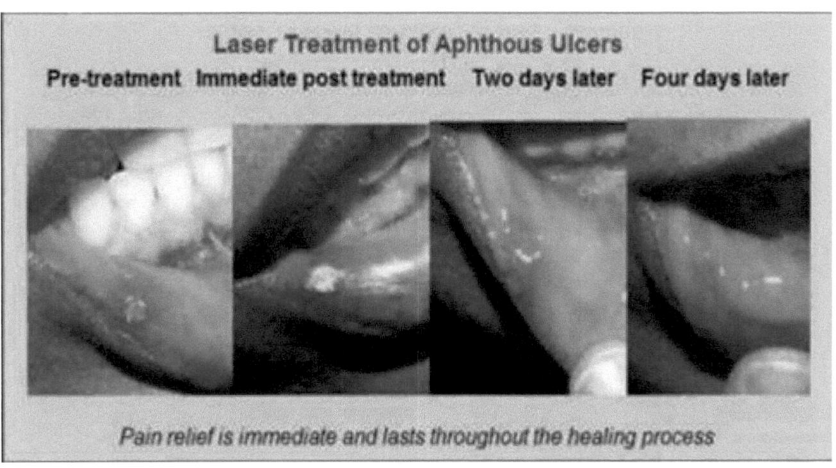

Herpes simplex tipo 1 e labialidade recorrente[81-84]

O herpes simplex tipo 1 e o herpes labial recorrente (RHL) são uma infeção viral aguda da cavidade oral. As lesões aparecem na mucosa queratinizada, como a gengiva, o palato duro, os lábios e a pele à volta da boca. Inicialmente aparecem como um conjunto de pequenas vesículas, mais tarde, rompem para formar ulcerações cobertas por fibrina amarelada. A LLLT apresenta efeitos analgésicos e anti-inflamatórios, contribuindo para a reparação dos tecidos e para a proliferação de fibroblastos e para o aumento do intervalo entre infecções; por outro lado, não contribui para a resistência viral.

É ideal utilizar a LLLT em lesões herpéticas durante a sua fase prodrómica, em que o alívio da dor é imediato. O efeito é supostamente semelhante ao proporcionado pelo aciclovir, mas sem quaisquer efeitos secundários. Além disso, a radiação laser pode ser aplicada nas vértebras C2-C3, onde se localiza o gânglio residente do vírus, e a nevralgia pós-herpética também pode ser tratada.

Vélez-González et al. demonstraram uma redução significativa das recidivas da LHR, e o período de recidivas no grupo do laser foi significativamente prolongado quando comparado com o grupo do aciclovir. A principal vantagem do tratamento com laser é a ausência de efeitos secundários e de interacções medicamentosas, o que é especialmente benéfico para os doentes mais idosos e imunocomprometidos

A principal vantagem do tratamento a laser é a ausência de efeitos secundários e de interacções medicamentosas, o que é especialmente benéfico para os doentes idosos e imunocomprometidos

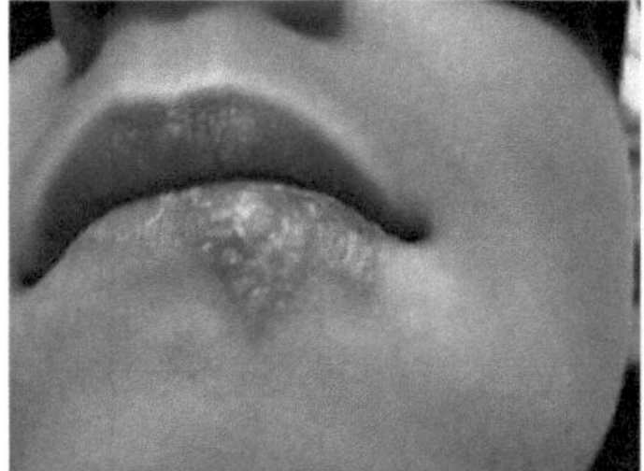
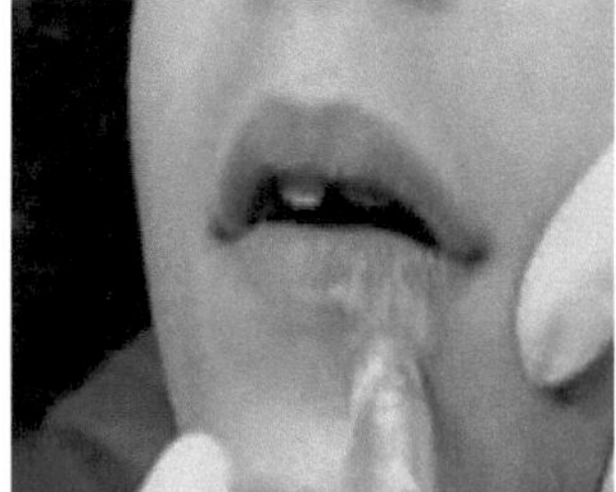

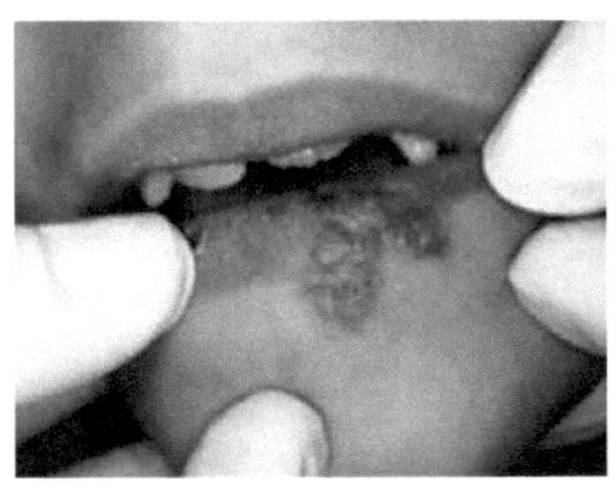 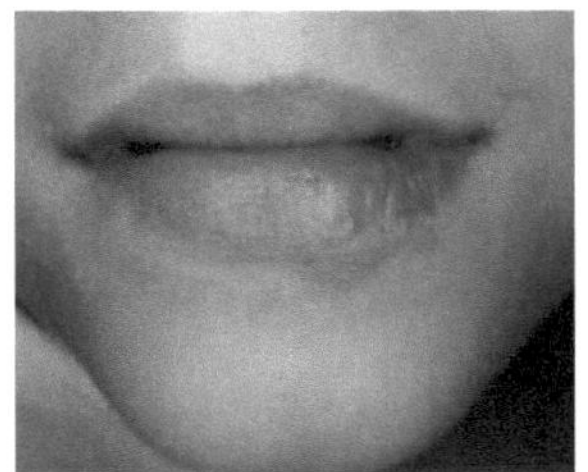

Queratose por fricção [85]

A queratose por fricção, como o termo sugere, resulta de fricção crónica de baixo grau derivada mecanicamente de mordidelas na bochecha, dentaduras mal ajustadas ou cúspides afiadas dos dentes, ou ingestão de alimentos. A lesão aparece como uma mancha de cor branca que não pode ser raspada. Muitas vezes desaparece com a eliminação do traumatismo. As lesões pequenas e duvidosas podem ser excisadas com laser de CO2 com um ponto de 0,2 mm.

Queratose da bolsa de tabaco [74]

Estas lesões são induzidas pelo uso crónico de tabaco sem combustão. Apresenta-se como uma placa branca caraterística na mucosa que está em contacto direto com o tabaco e tem um aspeto enrugado. É macia e aveludada à palpação. Após a cessação do hábito, a lesão desaparece. As lesões que persistem mesmo após a cessação do hábito transformam-se gradualmente em placas espessadas. Podem ser excisadas utilizando o laser num modo focado. Ocorrem geralmente na prega mucolabial ou mucobucal da mandíbula, que são acessíveis.

<u>Estomatite nicotínica</u>[74] :

Alteração comum da mucosa do palato duro associada ao consumo de tabaco. Apresenta-se clinicamente como lesões brancas do palato com pontos vermelhos que representam orifícios de glândulas salivares acessórias que estão inflamadas. Estas lesões são normalmente assintomáticas. Se houver sensação de ardor, dor ou ulceração, pode ser efectuado um tratamento a laser para as eliminar. As lesões são vaporizadas após a realização de várias biópsias por punção. É utilizado um laser de dióxido de carbono num modo contínuo e desfocado, perpendicular à superfície do tecido ao longo do eixo longo da lesão. A lesão é limpa com soro fisiológico para remover a superfície com lase, de modo a que as superfícies sem lase sejam reveladas, o que é continuado até que a camada final da superfície com lase fique intacta, actuando como barreira e protegendo a superfície de cicatrização. As superfícies desgastadas podem ser protegidas durante o ato de comer e beber através do fabrico de uma tala palatina. O laser Nd:YAG em contacto com uma sonda cirúrgica redonda também pode ser utilizado de forma semelhante ao laser de dióxido de carbono.

Quelite actínica[86] :

Trata-se de uma lesão pré-maligna que envolve o bordo vermelhão dos lábios devido a uma exposição crónica e prolongada aos raios UV. Clinicamente, a lesão apresenta-se pálida e cinzenta prateada com enrugamento. O enrugamento transforma-se posteriormente em fissuras profundas e ulcerações que não tendem a sangrar, embora possa estar presente uma crosta exsudativa superficial. A lesão pode transformar-se num carcinoma de células escamosas se não for tratada. O laser tem-se revelado eficaz na remoção da lesão.

É utilizado um laser de dióxido de carbono num ponto focado para delinear a lesão, de modo a incluir 2-3 mm da mucosa normal circundante. Mantendo a ponta do laser a uma distância de 4-6 cm do tecido, é efectuado um padrão de sombreamento cruzado no modo desfocado na superfície da lesão. Depois de terminado o procedimento de laser, é utilizada uma esponja de gaze humedecida para limpar a superfície da lesão. Em seguida, a superfície é revestida com um penso antibiótico e é colado um penso não aderente

Raymond et al, em 1997, na sua revisão alargada das modalidades terapêuticas da queilite angular, concluíram que o laser deve ser utilizado em lesões extensas com melhores resultados cosméticos do que a vermilionectomia com bisturi.

Líquen plano[87,92]

O líquen plano é uma doença dermatológica comum que afecta frequentemente a mucosa oral, causando estrias brancas bilaterais, pápulas ou placas na mucosa bucal, língua e gengiva. O líquen plano erosivo aparece como uma área eritematosa com

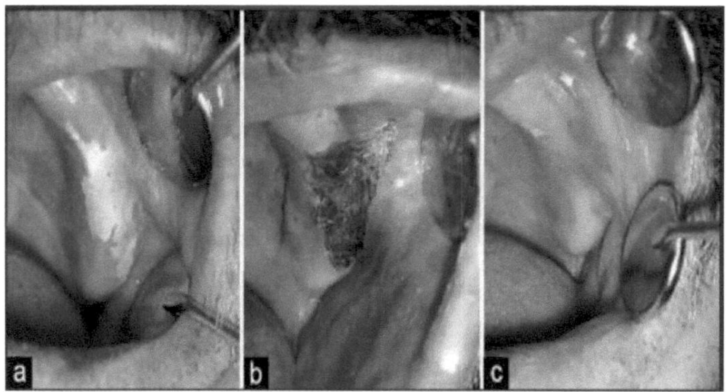

As ulcerações centrais podem ser controladas por tratamento com laser. O laser de dióxido de carbono, o laser Nd:YAG e o laser de díodo também podem ser utilizados. É utilizado em modo contínuo e desfocado e é feito um padrão de hachuras cruzadas na superfície da lesão. Foi relatado pelos pacientes que há uma diminuição significativa da sensação de queimadura da lesão. Num estudo realizado por Jajarm et al., o laser de díodo de 630 nm, duas vezes por dia, foi utilizado para tratar 30 doentes com líquen plano erosivo. Foi tão eficaz como a terapia com corticosteróides tópicos sem quaisquer efeitos adversos.

Oralmucosite[93-98] :

A mucosite oral (MO) é uma resposta inflamatória da mucosa oral à quimioterapia para o cancro da cabeça e do pescoço e ao transplante de células estaminais hematopoiéticas (TCTH). A avaliação patológica da mucosite revela um adelgaçamento da mucosa que conduz a uma úlcera pouco profunda. Pensa-se que seja causada por inflamação e depleção da camada basal epitelial com subsequente desnudação e infeção bacteriana.

Estudos in vitro e in vivo demonstraram ainda um aumento da proliferação e maturação dos fibroblastos, bem como um aumento da produção de procolagénio, colagénio e factores básicos de crescimento dos fibroblastos. Os fibroblastos transformam-se em miofibroblastos, que têm mais estabilidade e resistência à tração, com redução do infiltrado de neutrófilos.

A Sociedade Internacional de Oncologia Oral (ISOO) publicou em 2012 uma revisão sistemática do laser e de outras terapias de luz para o tratamento da OM, uma recomendação para a LLLT para a prevenção da OM em doentes adultos que recebem HSCT condicionado a quimioterapia de alta dose e uma "sugestão" para a LLLT para a prevenção da OM em doentes submetidos a radioterapia, sem quimioterapia concomitante, para HNC.

Entretanto, uma revisão sistemática efectuada por Bjordal et al. e a meta-análise de Bensadoun e Nair recomendaram a PBM com luz laser vermelha (630-670 nm) ou infravermelha (780-830 nm) a 10 e 100 mW numa dose de 2-3 J/cm2 para profilaxia e 4 J/cm2 (limite máximo) para efeito terapêutico. A aplicação do laser é feita num único ponto, em vez de um movimento de varrimento, e é repetida diariamente ou em dias alternados, ou pelo menos três vezes por semana, até à resolução do problema.

A LLLT preventiva em doentes com CCP que recebem quimio-radioterapia é uma ferramenta eficaz para reduzir a incidência de OM de grau 3-4.

Pênfigo vulgar [99-102]

O pênfigo vulgar (PV) é uma doença autoimune bolhosa da pele e das membranas mucosas, rara e potencialmente fatal. As lesões orais no PV são dolorosas, o que pode interferir com o ato de comer, beber e até falar. Um estudo piloto efectuado por Zand et al. com uma única sessão de terapia laser de CO2 não térmica e não ablativa no pênfigo vulgar reduziu imediatamente a dor sem danos térmicos ou agravamento da lesão.

Hiperplasia fibrosa inflamatória Hiperplasia papilar inflamatória ou hiperplasia fibrosa inflamatória (HFI) devido a próteses mal ajustadas, má higiene da prótese ou uso da prótese 24 horas por dia. Ocorre normalmente no palato duro por baixo da base da prótese. O laser está definido no modo de desfocagem contínua e utilizando

linhas horizontais paralelas de vaporização no palato, cobrindo toda a área da lesão. [Poucos trabalhos na literatura avaliam e/ou comparam a remoção cirúrgica da HFI com laser em relação às técnicas cirúrgicas convencionais. Em um estudo retrospetivo, Tamarit-Borras et al. avaliaram as vantagens e desvantagens do uso do laser de CO2, laser de diodo, laser Er: YAG e bisturi frio na remoção da hiperplasia fibrosa e apontaram o laser de CO2 como o tratamento de escolha, graças aos benefícios observados no trans e pós-operatório. [28]

Mucocele[103-105] :

A mucocele envolve a acumulação de mucina, causando um inchaço limitado. Ocorre devido à rutura do ducto da glândula salivar e ao derrame de mucina no ducto circundante.

A ablação e a excisão por laser são utilizadas no tratamento da mucocele. Os lasers de CO2 são utilizados de forma ideal e o corte é preciso e não afecta a camada muscular, causando uma hemorragia mínima e quase nenhuma reação inflamatória aguda. A mucocele é primeiro destapada e depois excisada com o tecido da glândula utilizando o laser. Este laser, devido à tecnologia dc alta frequência, ajuda a efetuar um corte preciso e a reduzir o risco de necrose. As margens da ferida são seladas com um feixe desfocado sem efeitos secundários ou complicações. A reepitelização demora cerca de três semanas

Yagüe-García et al. (2009) realizaram um ensaio clínico não aleatório com o objetivo de comparar os resultados obtidos após a ressecção da mucocele oral com o bisturi e o laser de CO2 e concluíram que a ablação da mucocele oral com laser de CO2 oferece resultados mais previsíveis e com complicações mínimas e recidiva reduzida do que a ressecção convencional com bisturi

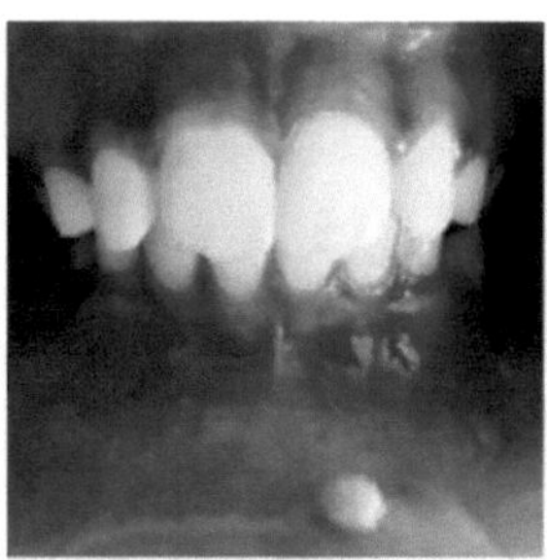 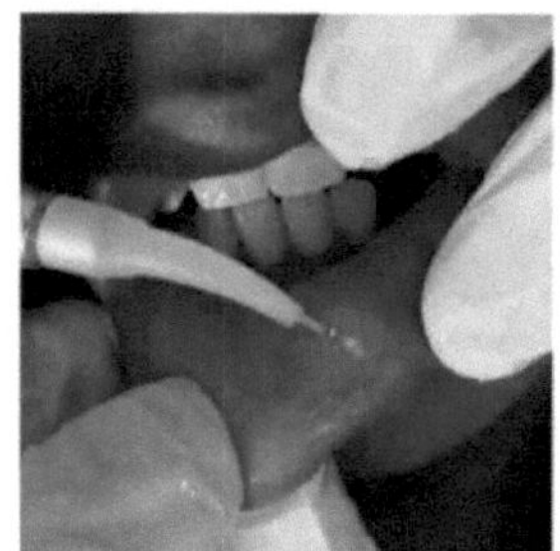 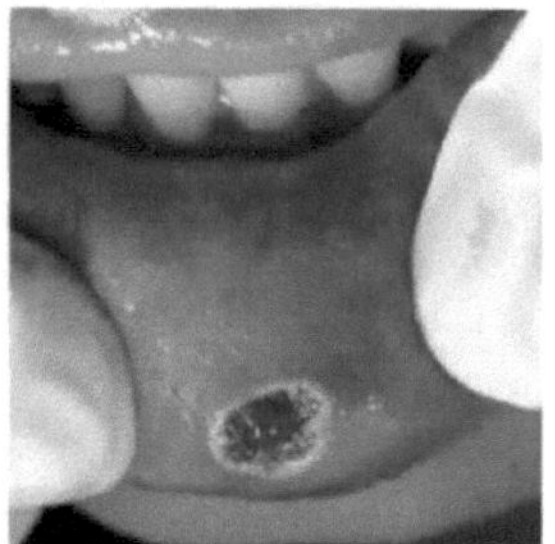

Hemangiomas [106,,107]

Os lasers são mais frequentemente utilizados para tratar lesões vasculares por via extra-oral ou intra-oral. Normalmente, os hemangiomas capilares e cavernosos, os lagos venosos, as pequenas telangiectasias e as varicosidades são tratados de forma ideal com uma técnica hemostática. Isto deve-se ao facto de os vasos que irrigam as lesões vasculares capilares e venosas pequenas serem coagulados, o que facilita a excisão em bloco dessas lesões.

O dano térmico lateral que ocorre normalmente devido ao laser resulta na contração do colagénio; por conseguinte, ocorre a selagem de vasos até 500 μm de diâmetro. [1] Diodo, Nd: YaG, KTP altamente absorvido pelos cromóforos, e devido à capacidade de corte, coagulação e hemostasia, tem maior capacidade de ablação tecidual. A termo-coagulação transmucosa é uma técnica muito utilizada para o tratamento de lesões vasculares.

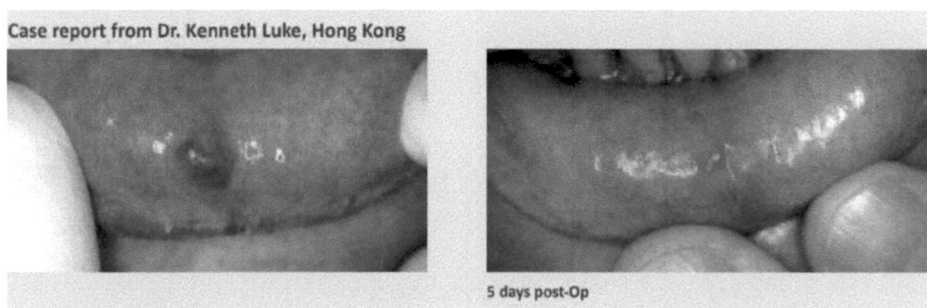

A ponta do laser é movida lentamente sobre a lesão, a uma distância de 2 a 3 mm da superfície e não deve ser utilizada no mesmo local durante um longo período de tempo. A lesão regride durante o tratamento. A energia do laser é absorvida pela hemoglobina no interior da lesão, ao atravessar os tecidos, é gerado calor que coagula o tecido até uma profundidade de cerca de 7 a 10 mm, processo denominado fotocoagulação. Observa-se uma desidratação e branqueamento do hemangioma no pós-operatório imediato, o que se designa por "desidratação forçada".

Lesões exofíticas orais - fibroma, granuloma piogénico, lipoma, epúlide, papiloma[108,109]

As lesões exofíticas orais são crescimentos patológicos que se projectam acima do contorno normal da mucosa oral. Existem muitos mecanismos subjacentes responsáveis pelas lesões exofíticas orais, tais como hipertrofia, hiperplasia, neoplasia e acumulação de fluido. De acordo com um estudo epidemiológico nacional efectuado por Zain et al., as lesões exofíticas representam 26% de todas as lesões orais.

Biópsia excisional destas lesões na totalidade, permitindo ao mesmo tempo efetuar um procedimento diagnóstico e terapêutico. As feridas cirúrgicas pós-operatórias a laser cicatrizam por cicatrização secundária e não necessitam de sutura. As proteínas desnaturadas do tecido e do plasma dão origem a uma superfície que protege a ferida da fricção e da ação bacteriana. Sem cicatrizes e com livre circulação dos tecidos.

BS Santhosh et al, em 2018, excisaram a laser 30 lesões exofíticas orais e concluíram que o laser de díodo de 980 nm pode manter a hemostase de forma segura e eficiente, reduzir o tempo cirúrgico, acelerar a reepitelização da ferida e a cicatrização da ferida sem complicações pós-operatórias.

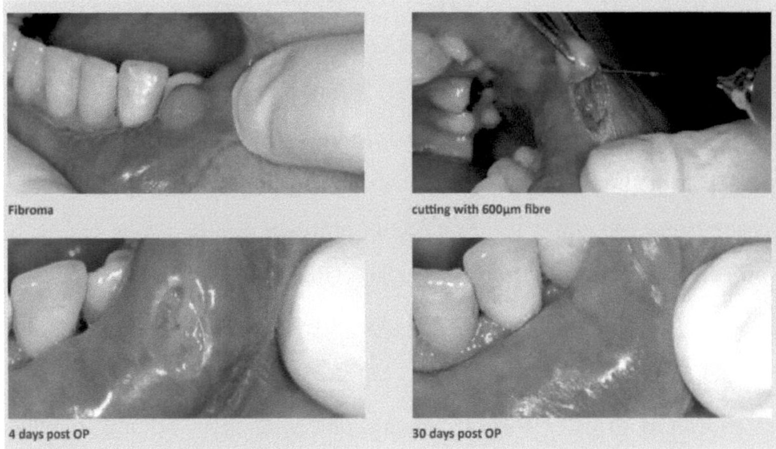

Estomatite de dentadura (DS) [111]

Uma das lesões orais mais prevalentes entre os utilizadores de próteses dentárias. A terapia laser de baixa intensidade (LLLT) e a terapia fotodinâmica antimicrobiana (PDT) com diferentes comprimentos de onda ou corantes fotossensíveis são métodos contemporâneos. Uma vez que a maioria das lesões de DS são causadas por candidíase superficial, são normalmente acessíveis por fotões laser.

A principal vantagem da utilização da LLLT ou da PDT, ao contrário dos tratamentos tópicos ou sistémicos, é que não é necessário manter um nível elevado de dose de medicamento. A LLLT e a PDT podem ser úteis mesmo no tratamento de infecções recorrentes causadas por C albicans resistente.

Terapia fotodinâmica[116]

Uma reação fotoquímica mais potente iniciada por laser é a terapia fotodinâmica (PDT), que tem sido utilizada no tratamento de neoplasias malignas da mucosa oral, em especial o carcinoma espinocelular multifocal. Tal como no corante foto-ativado, a ativação por laser de um corante sensibilizador na PDT gera espécies reactivas de oxigénio. Estas, por sua vez, danificam diretamente as células e a rede vascular sanguínea associada, desencadeando tanto a necrose como a apoptose.21 A PDT destrói a maior parte das células tumorais, havendo cada vez mais provas de que a PDT ativa a resposta imunitária do hospedeiro e promove a imunidade antitumoral através da ativação de macrófagos e linfócitos T. Estudos clínicos relataram resultados positivos para o tratamento por TFD do carcinoma in-situ e do carcinoma de células escamosas da cavidade oral, com taxas de resposta de cerca de 90%.

Os locais tratados apresentam carateristicamente eritema e edema, seguidos de necrose e ulceração franca. As lesões ulceradas demoram normalmente até 8 semanas a cicatrizar completamente, sendo necessária analgesia de suporte nas primeiras semanas. Com exceção da fotossensibilidade de curta duração, o tratamento é bem tolerado.

LASERS MEDIDAS DE CONTROLO DOS PERIGOS 7,4

- A pequena fibra ótica flexível, as peças de mão ou a ponta devem ser esterilizadas a vapor em bolsas de esterilização.

- Prática de vestuário de proteção.

- Deve ser promovida a utilização de ecrãs e cortinas.

- Utilização de vestuário adequado.

- Utilização de explosivos anti-fogo.

- Formação e cursos adequados.

- A utilização de máscaras de filtragem de laser evita a contaminação do ar.

- O interrutor de controlo por pedal com tampa de proteção impede a depressão acidental do pessoal cirúrgico.

EFEITOS PERIGOSOS E MEDIDAS DE SEGURANÇA DOS LASERS[116,118]

Perigos do laser

Existem vários perigos dos lasers que podem ser classificados em várias categorias, que podem ser prejudiciais para o indivíduo e conduzir a potenciais danos no corpo humano. De acordo com Walsh, com base nos perigos potenciais, o laser pode ser classificado em I, II, IIIA, IIIB e IV

CLASSIFICAÇÃO DO LASER COM BASE NOS PERIGOS		
CLASSE	RISCO	EXEMPLO
I	Sistema totalmente fechado	Sistema de soldadura a laser Nd:YAG utilizado no laboratório dentário
II	Proteção contra laser visível de baixa potência pelo reflexo de pestanejar	Visibleredarming feixe de um laser cirúrgico
III	Laser visível superior a 1milliwatt	Sem exemplos dentários
IIIa	Unidade laser de maior potência que pode ou não ser visível . direto visão perigosa para os olhos	Laser de díodo de baixa potência utilizado para bioestimulação
IV	Possibilidade de danificar os olhos e a pele, direta ou indiretamente perigoso para os olhos	Todos os lasers utilizados para a cirurgia oral. Branqueamento e preparação da cavidade

De acordo com o American National Standards Institute (ANSI) e a Occupational Safety and Health Administration (OHSA)

Classificação dos perigos dos lasers de acordo com as normas ANSI e OHSA.	
Classe	Descrição
I	Lasers de baixa potência que são seguros para ver HA
II A	Lasers visíveis de baixa potência que só são perigosos quando visto diretamente durante mais tempo (>1000 s)
II B	Lasers visíveis de baixa potência que são perigosos quando visualizado durante mais de 0,25 s
III A	Lasers ou sistemas de potência média que normalmente não são perigosos se observados durante um período inferior a 0 , 25 s sem ótica de ampliação
III B	Lasers de potência média (0,5 W no máximo) que podem ser perigoso se visto diretamente
IV	Lasers de alta potência (>0,5 W) que produzem efeitos oculares, riscos para a pele e de incêndio

	Short time exposure (t)		Long time exposure (T)		Specular reflection of beam	Skin exposure to beam
	Magnified exposure	Unprotected eye	Magnified exposure	Unprotected eye		
I	✓	✓	✓	✓	✓	✓
IM	☀	✓	☀	✓	✓	✓
II	✓	✓	☀	☀	✓	✓
IIM	☀	✓	☀	☀	✓	✓
IIIR	⚠	⚠	☀	☀	✓	✓
IIIB	☀	☀	☀	☀	⚠	⚠
IV	☀	☀	☀	☀	☀	☀

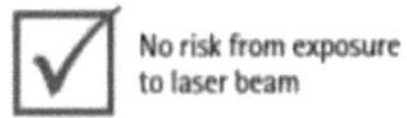

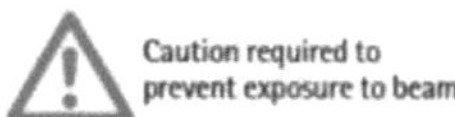

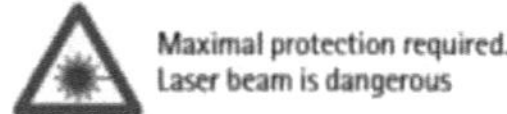

De acordo com o Center for Devices and Radiological Health (CDRH) e o sistema de classificação ANSI, os lasers de classe IV são definidos como os dispositivos que representam um perigo biológico por reflexão direta ou difusa. Em geral, qualquer laser capaz de emitir uma potência de saída de onda contínua superior a 500 mW pertence a esta classe. Os lasers dentários pertencem à categoria IV, que é a mais perigosa de todos os lasers. De acordo com Miserendino et al. (1995), os tipos de perigos que podem ser encontrados na prática clínica da medicina dentária são agrupados da seguinte forma

i. Lesão ocular

ii. Danos nos tecidos

iii. Riscos respiratórios

iv. Incêndio e explosão

v.   Choque elétrico.

Lesões/perigos oculares

As potenciais lesões oculares podem ocorrer quer por emissão direta do laser quer por reflexão de uma superfície especular (semelhante a um espelho). De acordo com Miserendino et al. (1995), os instrumentos dentários têm sido capazes de produzir reflexos que podem resultar em danos nos tecidos, tanto do operador como do doente.

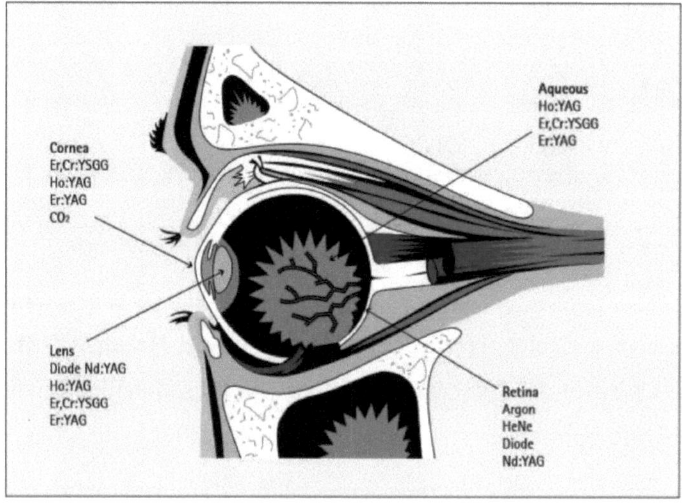

A Sosis recomendou a utilização de instrumentos carbonizados ou não reflectores durante o tratamento com laser por algumas autoridades. A principal lesão ocular que pode resultar de um acidente com laser é uma queimadura da retina ou da córnea. Isto é possível com emissões nas regiões espectrais do visível (400-780 nm) e do infravermelho (780-1400). As reflexões directas e especulares de intensidade relativamente baixa são capazes de causar lesões na retina devido ao efeito de focalização do cristalino e da córnea.

Devido ao efeito de focalização, a radiação incidente que passa através da pupila pode ser aumentada até 100 000 vezes na retina devido à ação de focalização do olho (Laser Institute of America, 1993). Para evitar a lesão ocular, a exposição pode ser efectuada em impulsos curtos. No entanto, mesmo assim, pode haver efeitos adversos; por conseguinte, para proteção dos olhos, recomenda-se a utilização de óculos de proteção contra o laser. Podem ocorrer danos na esclerótica e na superfície da córnea devido à exposição a energia radiante nas gamas do ultravioleta distante (<300 nm) e do infravermelho distante (>7000 nm).

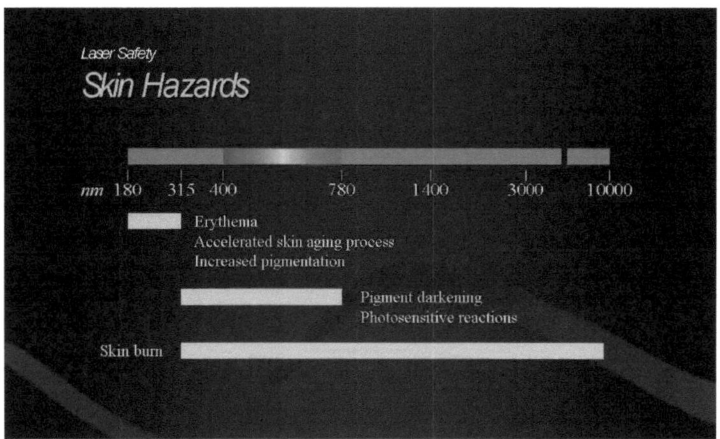

Perigos para os tecidos

Os riscos para os tecidos podem ser de dois tipos de reacções, interação térmica e interacções não térmicas.

Interacções térmicas

Os danos induzidos pelo laser na pele e noutros tecidos não visados podem resultar da interação térmica da energia com as proteínas dos tecidos. As elevações de temperatura de 21°C ou superiores à temperatura normal do corpo (37°C) podem levar à destruição das células por desnaturação das enzimas celulares e das proteínas estruturais. Exposições de 1 s ou mais podem provocar a perfusão vascular e levar à difusão térmica da energia térmica no interior do tecido. No caso de um comprimento de onda superior a 400 nm, pode ocorrer necrose por coagulação térmica.

Interação não térmica dos tecidos

Induz lesões nos tecidos por mecanismos fotoquímicos e fotoacústicos. É mais provável que este tipo de interação ocorra com impulsos únicos ou repetitivos de muito curta duração (<10 s). Pode causar exposições radiantes dentro do espetro ultravioleta, como as dos lasers de excímero. Por conseguinte, a lesão tecidular induzida por laser depende essencialmente do grau de absorção da radiação pelo tecido.

No entanto, é importante saber que existem determinados factores que afectam a extensão da interação do laser com os tecidos, tais como

(1) a quantidade relativa de absorção, transmissão e dispersão de um determinado comprimento de onda,

(2) a duração do impulso e a taxa de repetição do impulso,

(3) o nível de exposição radiante (densidade de energia ou dose de exposição), e

(4) o grau relativo de vascularização do tecido.

Durante a ablação do tecido oral com o laser de dióxido de carbono, forma-se uma camada carbonizada de resíduos de tecido, ou camada de carvão, na superfície. Este material de carbono é um forte absorvente do comprimento de onda do laser. Actua como um dissipador de calor que transfere a energia para os tecidos circundantes. O modo de aplicação do comprimento de onda do laser é um fator importante para induzir a natureza da interação. Lasers como o neodímio: ítrio-alumínio-granada (Nd:YAG) com sistema sem contacto produzem um efeito diferente, com maior penetração em estruturas mais profundas, em comparação com um bisturi laser com ponta de contacto.

Riscos ambientais

Miserendino et al. (1995) descreveram outro tipo de riscos que envolve a inalação de materiais de risco biológico transportados pelo ar que são libertados durante o procedimento cirúrgico de laser.

Estes tipos de perigos são por vezes referidos como perigos sem feixe, uma vez que não causam lesões nos tecidos devido à exposição direta ao feixe laser. Os contaminantes inalados pelo ar podem ser emitidos sob a forma de fumo ou pluma gerados pela interação térmica dos lasers cirúrgicos. É importante saber que a maioria dos lasers cirúrgicos utilizados em medicina dentária são capazes de gerar fumo, gases tóxicos e produtos químicos que constituem um perigo mais comum na investigação dentária (por exemplo, laser de excímero).

Durante a ablação ou incisão do tecido mole oral, os produtos celulares são vaporizados devido ao rápido aquecimento dos componentes líquidos do tecido. No processo, fragmentos extremamente pequenos de elementos de tecido carbonizados, parcialmente carbonizados e relativamente intactos são violentamente projectados para a área, criando contaminantes no ar que são observados clinicamente como fumo ou o que é normalmente designado por pluma de laser.

A extensão da geração de plumas depende da absorção de vários comprimentos de onda pelo tecido alvo. Os maiores produtores de fumo são os lasers de dióxido de carbono e de érbio, e depois o laser de Nd:YAG. Os lasers de dióxido de carbono e de érbio: granada de ítrio e alumínio (Er:YAG) têm uma absorção altamente eficiente devido ao elevado teor de água do tecido oral.

Perigos de combustão Os materiais inflamáveis durante a utilização do laser podem desempenhar um papel significativo na causa deste tipo de perigos. Os sólidos, líquidos e gases inflamáveis utilizados no contexto cirúrgico podem inflamar-se facilmente se forem expostos ao raio laser. Neste caso, o óxido nitroso é geralmente considerado como um material não inflamável, mas favorece a combustão. A Sosis não o recomendou na cirurgia a laser.

Riscos eléctricos

De acordo com Miserendino et al. (1995), os lasers de classe IV necessitam de correntes elevadas e de fontes de alimentação de alta tensão. Subgruparam os riscos eléctricos dos lasers em riscos de choque elétrico, riscos de incêndio elétrico ou riscos de explosão. O sistema laser pode ficar exposto a líquidos condutores que podem contribuir para um risco elétrico.

São eles:

1.   Se o procedimento de segurança não tiver sido seguido ou se as normas de segurança não tiverem sido mantidas, o LSO deverá encerrar o funcionamento do laser.

2.   O LSO deve assegurar que o sinal de "laser em utilização" seja afixado numa zona bem visível para limitar o acesso de outras pessoas à sala de tratamento. O sinal deve incluir o logótipo de perigo, indicar a luz laser visível ou invisível e o seu tipo.

3.   Não deve permitir que ninguém se aproxime do campo cirúrgico sem óculos de proteção.

4.   O LSO deverá estar familiarizado com o manual do operador e com os procedimentos de segurança, incluindo as recomendações do fabricante em

matéria de manutenção, documentação e efeitos adversos do dispositivo laser.

5. O LSO deverá ter conhecimento das medidas de controlo de segurança associadas a instrumentos específicos. Estas responsabilidades incluem a montagem e o funcionamento do sistema de entrega do laser.

6. O LSO deve inspecionar a extremidade da fibra ou a ponta de vidro antes do procedimento. Uma fibra nua deve ter uma clivagem adequada e a ponta de vidro rígido deve ser plana. Quando o feixe de mira está ligado, deve ser visto um círculo redondo vermelho ou branco. Qualquer irregularidade na forma indica uma falha na clivagem ou a ponta está defeituosa, devendo ser alterada para permitir a energia máxima.

7. O LSO deve assegurar que a evacuação de grande volume está sempre presente para eliminar o mau odor. A evacuação de grande volume pode atuar como um agente de arrefecimento ao permitir que o ar atravesse o local da cirurgia.

Medidas de segurança/controlo do laser Medidas de controlo ambiental Miserendino et al. (1995) salientaram determinados aspectos que devem ser considerados para o estabelecimento de medidas de controlo adequadas para a aplicação específica do laser. São eles:

1. O ambiente físico em que o laser é utilizado

2. O potencial de lesão por exposição direta à saída do feixe laser

3. As pessoas que possam utilizar ou ser expostas a sistemas laser devem ter um conhecimento profundo do sistema utilizado e dos seus critérios de segurança. De preferência, se possível, o laser deve ser utilizado em áreas controladas e de acesso restrito. Deve ser utilizada uma cortina de proteção contra laser para evitar a exposição acidental.

Os mecanismos de segurança que impedem o disparo do laser quando as portas são abertas também são úteis para evitar a exposição acidental de pessoas que entram na sala de operações durante os procedimentos laser. Isto ajuda a evitar potenciais riscos de contaminantes transportados pelo ar, incêndios e riscos eléctricos na área de funcionamento do laser.

Medidas de controlo de incêndios e de eletricidade

Para evitar riscos eléctricos durante o funcionamento do laser, o chão da sala de operações deve ser mantido seco. Como sabemos, o laser gera calor, pelo que se deve ter o cuidado de evitar a utilização de líquidos ou gases inflamáveis ou explosivos na sala de operações. Alguns materiais combustíveis podem inflamar-se devido à exposição ao raio laser.

Proteção dos olhos

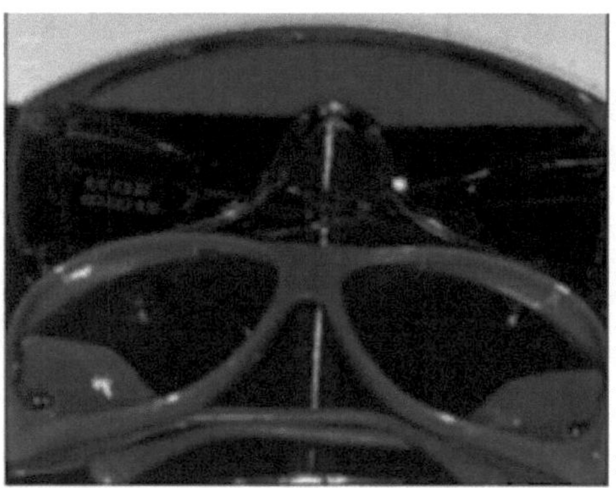

De acordo com Piccione, o conceito de proteção ocular durante a ativação do laser foi desenvolvido em 1962 com o desenvolvimento do laser de rubi. Pensa-se que os lasers produzem luz que é absorvida se o feixe for refletido ou dirigido para um objeto.

Sliney afirmou que o olho é um tecido alvo crítico durante a ativação do laser. A luz ou a energia produzida pelo sistema laser pode provocar lesões oculares se for vista diretamente ou devido à reflexão do feixe. Por conseguinte, as pessoas presentes no bloco operatório, incluindo o doente, devem usar proteção ocular adequada. A utilização de óculos correctos é muito importante, uma vez que os diferentes comprimentos de onda do laser podem danificar várias partes dos olhos desprotegidos. A córnea do olho é constituída por água e absorve comprimentos de onda de dióxido de carbono, Er:YAG, érbio, granada de crómio-ítrio-escândio-gálio (Er, Cr: YSG) e hólmio:YAG (Ho:YAG).

Piccione considera que os lasers de érbio e de hólmio podem afetar o cristalino do olho. Analisou que podem ocorrer danos na retina com sistemas laser com comprimentos de onda curtos e penetração mais profunda. Isto inclui árgon, hélio-neon, díodo e Nd:YAG. A proteção pode ser assegurada por óculos de segurança ou dispositivos de rastreio e deve ser concebida especificamente para utilização com o comprimento de onda específico da radiação laser.

Devem ser considerados vários factores ao selecionar o vestuário ocular. Estes incluem o comprimento de onda da emissão laser, os limites máximos de exposição permitidos, a degradação dos meios absorventes e a densidade ótica dos óculos, os limites de exposição radiante, a necessidade de lentes de correção, os requisitos de múltiplos comprimentos de onda e a restrição da visão periférica, o conforto e a adaptação. A densidade ótica é um fator importante a ter em conta. No caso dos óculos de proteção contra laser e dos filtros para óculos, estes são especificados de acordo com a densidade ótica. De acordo com Sliney, os óculos de proteção devem ter uma densidade ótica de pelo menos quatro para a emissão laser e o dispositivo específicos.

Medidas de controlo dos contaminantes transportados pelo ar

Os contaminantes transportados pelo ar são os fumos ou vapores gerados no local da cirurgia e constituem uma preocupação especial. É também conhecido como fumos de laser. Pensa-se que a exposição ao fumo do laser de dióxido de carbono pode afetar o sistema respiratório. Miserendino et al. (1995) afirmaram que os contaminantes transportados pelo ar podem ser controlados por ventilação, evacuação ou vários métodos de proteção respiratória.

A cirurgia laser na cavidade oral necessita de uma boa evacuação da pluma. Recomendaram a evacuação dos contaminantes transportados pelo ar o mais próximo possível do ponto ou origem da cirurgia. Deve ser mantida uma sucção suficiente no campo cirúrgico, especialmente em condições patológicas com etiologia de infeção viral, para limitar a possibilidade de propagação do vírus através da pluma de laser. O sistema de evacuação deve ser capaz de remover partículas de tamanho mais pequeno e o filtro do sistema deve ser mudado regularmente, de acordo com as instruções do fabricante, para melhorar a eficiência. O pessoal cirúrgico deve usar máscara durante a ativação do laser

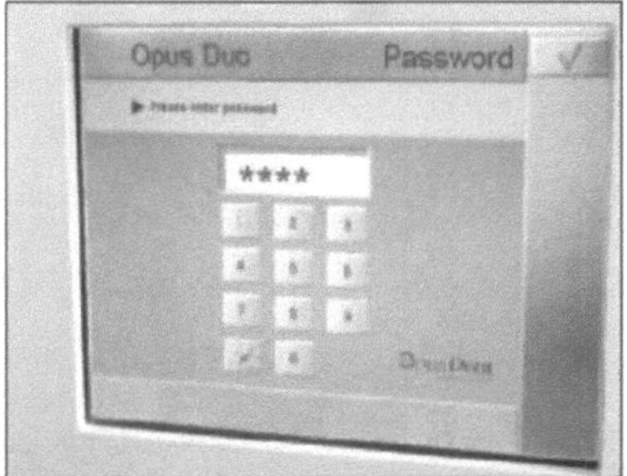
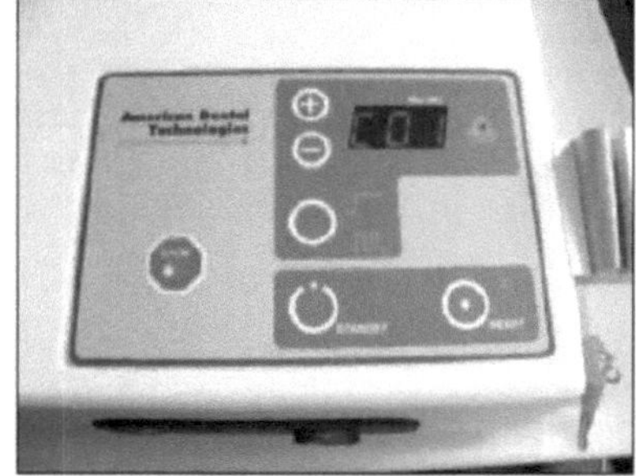
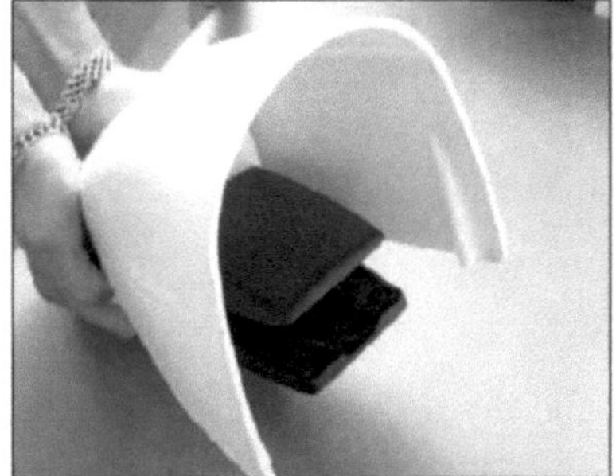
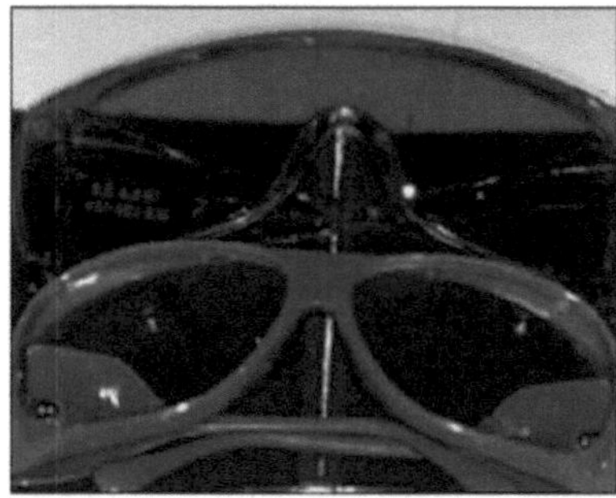

FIG: Ecrã protegido por palavra-passe, (à direita) Laser ativado por chave, mostrando "código de erro" devido a fibra/pedal não ligado, (à esquerda) Proteção para o pedal, (à direita) Óculos de proteção laser com protecções laterais

Resumo

A utilização do laser em medicina dentária foi sugerida há cerca de 35 anos como um meio de utilizar a energia gerada pela luz para remover ou modificar os tecidos moles e duros da cavidade oral. Laser é um acrónimo de Light Amplification by Stimulated Emission of Radiation (Amplificação da luz por emissão estimulada de radiação). A radiação envolvida na geração de luz laser é não ionizante e não produz os mesmos efeitos atribuídos à radiação X.

Esta Dissertação da Biblioteca resume as principais aplicações actuais e emergentes dos lasers na prática clínica. A tecnologia laser para cirurgia de tecidos moles encontra-se num elevado estado de refinamento, tendo tido várias décadas de desenvolvimento até à atualidade. Utilizada em conjunto ou como substituto dos métodos tradicionais, espera-se que as tecnologias laser específicas se tornem um componente essencial da prática dentária contemporânea durante a próxima década.

Esta dissertação apresenta tópicos de ciência laser, interação de tecidos, tipos e usos de lasers em medicina dentária que fornecem a base para as muitas aplicações do uso de lasers em medicina dentária. Os lasers para tecidos moles estão a tornar-se populares entre os clínicos devido ao seu valor potencial em procedimentos cirúrgicos, proporcionando esterilização de superfícies, campo cirúrgico seco e maior aceitação por parte dos pacientes. Os lasers são eficazes na ablação de várias doenças potencialmente malignas, na obtenção de biópsias, em cirurgias plásticas periodontais e na realização de incisões em condições cirúrgicas. Existem vários tipos de lasers utilizados em medicina dentária, dependendo da sua gama de comprimentos de onda e da sua absorção por cromóforos biológicos, por exemplo, água, hemoglobina, melanina, etc

A aplicação de lasers tem sido reconhecida como uma abordagem adjuvante ou alternativa em cirurgias de tecidos moles. Os tratamentos com laser demonstraram ser superiores às abordagens mecânicas convencionais no que respeita à facilidade de ablação, descontaminação e hemostase, bem como a uma menor dor cirúrgica e pós-operatória na gestão dos tecidos moles. Embora os lasers não possam substituir todos os procedimentos convencionais em medicina dentária, a sua utilização permite que alguns procedimentos sejam realizados de forma diferente do procedimento convencional e o seu desenvolvimento no campo da medicina dentária continua a expandir-se, permitindo um melhor tratamento dos doentes. Os lasers são um "bisturi novo e diferente" (faca ótica, bisturi de luz).

A utilização de lasers, especialmente lasers de díodo, em medicina dentária geral é agora um auxiliar de tratamento aceite, com uma vasta gama de aplicações na cirurgia dos tecidos moles orais. Apesar das muitas vantagens dos lasers dentários, este método pode ser potencialmente perigoso. Um dos efeitos secundários mais importantes da cirurgia a laser é o enfisema dos tecidos moles, que é frequentemente observado após a incisão e drenagem de abcessos, frenectomia, elevação de retalhos e gengivoplastia. Por conseguinte, os médicos dentistas devem estar conscientes dos efeitos adversos do laser durante os procedimentos terapêuticos para minimizar os riscos potenciais para os pacientes.

BIBLIOGRAFIA

1.   Sunil R. Panat et al - Lasers em medicina oral: Uma atualização. Jornal de ciências dentárias e reabilitação oral, outubro-dezembro de 2014:5(4):200;204

2.   LJ Walsh. et al - O estado atual das aplicações do laser em medicina dentária. Jornal dentário australiano 2003

3.   Walsh LJ. et al- O estado atual da terapia laser de baixa intensidade em medicina dentária. Parte 1 Aplicações em tecidos moles. Australian Dent. J. 1997;42(4):247-54.ssWalsh LJ. et al- The current status of low level laser therapy in dentistry. Parte 2 Aplicações em tecidos duros. Australian Dent. J. 1997;42(5):302-06

4.   Ahmed M. S. Hegazy et al: Tratamento da Hiperpigmentação Gengival com Laser de CO2: Um relato de caso. Revista Internacional de Anatomia Clínica e do Desenvolvimento 2015; 1(1): 8-12

5.   Pendyala C. et al: LASERS e as suas aplicações em medicina dentária Int J Oral Health Med Res 2017;4(2):47-51.

6.   S.T. Sonis et al. / Oral Oncology 54 (2016) 7-14

7.   Bhandari R, Singla K, Sandhu SV, Malhotra A, Kaur H, Pannu AK. Soft tissue applications of lasers: A review. Revista Internacional de Investigação Dentária. 2014;2(1):16-9.

8.   Mortazavi et al: Segurança dos lasers dentários Dent Hypotheses 2016;7:123-7.

9.   Hecht J. Uma breve história do desenvolvimento do laser. Applied optics. 2010 Sep 1;49(25):F99-122.

10.   Coluzzi DJ. Fundamentals of Lasers in Dentistry: Ciência Básica, Interação com os Tecidos e Instrumentação. Sci Rev. 2008;7.

11.   Kimura WD. Ondas electromagnéticas e lasers [Internet]. 2017 [citado 2020 Jun 25]. Disponível em: https://doi.org/10.1088/978-1-6817-4613-5

12.   Robert A. Convissar. A fundamentação biológica para a utilização de lasers em medicina dentária.
Dent Clin N Am 2004; 48:771-794.

13.   Moritz A. Aplicações do laser oral. Quintessence Verlags, Berlim 2006.

14.   Coluzzi D , Convissar R. Laser em medicina dentária clínica. DCNA Oct 2004; (48) 4 15.Parker S. Introdução e história dos lasers e da produção de luz laser. BDJ
2007; 202 (1).

16.   Dr. Kenneth Luk, Dr. Mike Swick. The Use of Lasers in Dentistry A Clinical Reference Guide for the Diode 810 nm & Er:Yag. Pdf Elexxion. outubro de 2009

17.   Pamela J. Piccione. Segurança do laser dentário. Dent Clin N Am 2004; 48: 795-807. 18. Glenn van As. Lasers de érbio em medicina dentária. Dent Clin N Am 2004;48: 1017-
1059.

19. Donald J. Coluzzi. Fundamentos dos lasers dentários: ciência e instrumentos.
Dent Clin N Am 2004; 48: 751-770
20. Gerald P. Weiner. Gestão da prática da medicina dentária com laser. Dent Clin N Am 2004; 48: 1105-1126.
21. Myers TD, Myers ED, Stone RM. Primeiro estudo de tecidos moles utilizando um laser dentário Nd:YAG pulsado. Northwest Dent 1989;68(2):14-7.
22. Guia de Estudo da ABLS, 2016
23. Vitruk P. Espectros de eficiência ablativa e coagulativa do laser para tecidos moles orais.
Implant Practice US. 2014;7(6):19-27.
24. Fisher JC. Física básica do laser e interação da luz laser com os tecidos moles.
Capítulo 1 em: Shapshay SM, editor. Endoscopic laser surgery handbook (Manual de cirurgia endoscópica a laser). Nova Iorque, N.Y.: Marcel Dekker, 1987:96-125.
25.27 .Fisher JC. Efeitos qualitativos e quantitativos nos tecidos da luz de lasers cirúrgicos importantes: Princípios cirúrgicos óptimos. Capítulo 4 em: Wright CV, Fisher JC, editores. Laser surgery in gynecology: Um guia clínico. Filadélfia, Pa.: Saunders, 1993:58-81
26. Vogel A, Venugopalan V. Mechanisms of pulsed laser ablation of biological tissues (Mecanismos de ablação de tecidos biológicos por laser pulsado). Chem Rev 2003;103(2):577- 644
27. Vitruk P, Levine R. Hemostasia e coagulação com lasers dentários ablativos de tecidos moles e dispositivos de ponta quente. Inside Dentistry. 2016;12(8):37-42.
28. Willems PWA, Vandertop WP, Verdaasdonk RM, van Swol CFP, Jansen GH. A neuroendoscopia assistida por laser de contacto pode ser realizada com segurança utilizando pontas de fibra "pretas" pré-tratadas: Dados experimentais. Lasers Surg Med 2001;28(4):324-329.
29. Levine R, Vitruk P. A utilização de uma extensão vestibular mandibular com laser de CO2 de 10.600 nm num paciente com uma perturbação cromossómica. Compend Contin Educ Dent. 2016 Sept;37(9):527-533.
30. Pfefer TJ, Choi B, Vargas G, McNally KM, Welch AJ. Mechanisms of laser-indduced thermal coagulation of whole blood in vitro (Mecanismos de coagulação térmica do sangue total induzida por laser in vitro). In: Anderson RR, Bartels KE, Bass LS, Bornhop DJ, Garrett CG, Gregory KW, Kollias N, Lui H, Malek R, Permutter AP, Reidenbach H-D, Reinisch L,
31. Barton JK, Rollins A, Yazdanfar S, Pfefer TJ, Westphal V, Izatt JA. Coagulação fototérmica de vasos sanguíneos: Uma comparação entre a tomografia de coerência ótica de alta velocidade e a modelação numérica. Phys Med Biol 2001;46(6):1665-1678.

32. Mordon S, Rochon P, Dhelin G, Lesage JC. Dinâmica das modificações do sangue dependentes da temperatura no infravermelho próximo. Lasers Surg Med 2005;37(4):301-30

33. Yoshida S, Noguchi K, Imura K, Miwa Y, Sunohara M, Sato I. Um estudo morfológico dos vasos sanguíneos associados à profundidade de sondagem periodontal no tecido gengival humano. Okajimas Folia Anat Jpn 2011;88(3):103-109.
34. Prestin S, Rothschild SI, Betz CS, Kraft M. Medição da espessura epitelial na cavidade oral utilizando a tomografia de coerência ótica. Head Neck 2012;34(12):1777-1781.
35. Squier CA, Brogden KA, editores. Human oral mucosa: Development, structure, and function. Chichester, West Sussex, Reino Unido: Wiley-Blackwell, 2011:14-16
36. Érbio E, Garnet YA. Revisitar a classificação dos lasers
37. Khalighi HR, Anbari F, Taheri JB, Bakhtiari S, Namazi Z, Pouralibaba F. Efeito do laser de baixa potência no tratamento da dor orofacial. Jornal de investigação dentária, clínicas dentárias, perspectivas dentárias. 2010;4(3):75.
38. Verma SK, Maheshwari S, Singh RK, Chaudhari PK. Laser em medicina dentária: Uma ferramenta inovadora na prática dentária moderna. Natl J Maxillofac Surg. 2012 Jul;3(2):124-32. doi: 10.4103/0975-5950.111342. PMID: 23833485; PMCID: PMC3700144.
39. Neelam Mittal, Vijay Parashar, Sakshi Gupta, Lasers em medicina dentária: Na Frente Avançada; Uma Revisão. Indian J Dent Educ. 2020;13(2):67-74.
40. Med Surg 1995; 13:273-81. 10. Moritz A, Gutknecht N, Doertbudak O. Redução bacteriana em bolsas periodontais através da irradiação com um laser de díodo. J Clin Laser Med Surg 1997; 15:33-7. 11 43.
41. Pecaro BC, Garehime WJ. O laser de CO2 na cirurgia oral e maxilofacial. J Oral Maxillofac Surg 1983;41:725-8.
42. Coluzzi DJ. Uma visão geral dos comprimentos de onda do laser utilizados em medicina dentária. Dental Clinics of North America. 2000 Oct 1;44(4):753-65.
43. Wu CS, Hu SC, Lan CC, Chen GS, Chuo WH, Yu HS. A terapia laser de hélio-néon de baixa energia induz a repigmentação e melhora as anomalias da microcirculação cutânea em lesões de vitiligo do tipo segmentar. Jornal de Ciências Médicas de Kaohsiung. 2008 Abr;24(4):180-9.
44. Karic V, Mulder R, Melman G. Cavity preparation using hard tissue lasers in operative dentistry. Jornal dentário sul-africano. 2017 maio;72(4):180-3.
45. Dang AB, Rallan NS. O papel dos lasers em periodontologia: A Review. Anais da Especialidade Dentária. 2013 Jul 1;1(1):8-12.
46. Cozean C, Arcoria CJ, Pelagalli J, Powell L. Dentistry for the 1. 21 Century?-Erbium: YAG laser para dentes. Arch Oral Biol. 1997;42(12):845-

54.

47.   Flynn MB, White M & Tabah RJ (1988) Utilização do laser de dióxido de carbono para o tratamento de lesões pré-malignas da mucosa oral. Journal of Surgical Oncology 37,232-4.

48.   Farivar S, Malekshahabi T, Shiari R. Efeitos biológicos da terapia com laser de baixa intensidade. J Lasers Med Sci. 2014 primavera;5(2):58-62. PMID: 25653800; PMCID: PMC4291815.

49.   Maheshwari S, Jaan A, Vyaasini CS, Yousuf A, Arora G, Chowdhury C. Journal of Current Medical Research and Opinion. História.;5:7.

50.   Luke AM, Mathew S, Altawash MM, Madan BM. Lasers: Uma revisão com as suas aplicações em medicina oral. Jornal de lasers em ciências médicas. 2019;10(4):324.

51.   Sneha S, Mhapushar A, Jadhav S, Nisa SU. Laser nas lesões da mucosa oral - uma ferramenta inovadora. prática.;5:6.

52.   Esen E, Haytac MC, Öz İA, Erdoğan Ö, Karsli ED. Pigmentação de melanina gengival e seu tratamento com o laser de CO2. Oral Surg Oral Med Oral Pathol Oral Radiol Endod 2004;98(5):522-527

53.   Luis Silvaet al -Tratamento com laser das malformações vasculares orais.2014;9:89- 90.

54.   K S Manjunath, Amal Raj et al. Lasers no tratamento de lesões orais pé malgns Revista Internacional de Estudos Científicos. agosto de 2015;3:183-186.

55.   Rajat Bhandari, Kartesh Singla et al. Soft tissue applications of lasers: A review. Jornal Internacional de Investigação Dentária 2014;2(1):16-19.

56.   Kende P, Gaikwad R, Yuwanati M & Jain B (2011) Aplicação do laser de díodo na biópsia oral: remoção de uma mancha branca na língua - relato de um caso. *Jornal da Associação Dentária Indiana* 5, 985-7.

57.   Jerjes W, Upile T, Hamdoon Z, Al-Khawalde M, Morcos M, Mosse CA & Hopper C (2012) Laser de CO2 de displasia oral: características clinicopatológicas de recorrência e transformação maligna. *Lasers em Ciências Médicas* 27,169-79.

58.   Sunil R. Panat et al - Lasers em medicina oral: Uma atualização. Jornal de ciências dentárias e reabilitação oral, outubro-dezembro de 2014:5(4):200;204.

59.   Chaya M David, Pankaj Gupta et al. Lasers in Dentistry: A Review. Revista Internacional de Ciências Avançadas da Saúde.2015;2:8.

60.   Pendyala C, Tiwari RV, Dixit H, Augustine V, Baruah Q, Baruah K. Contemporary apprise on LASERS and its applications in dentistry. Jornal Internacional de Saúde Oral e Investigação Médica. 2017;4:47-51.

61.   Amaninder S, et al. Aplicação de lasers no tratamento de lesões orais pré-malignas. J Dent Oral Ther2018 6(1): 1-4. DOI

62.   Kharadi UA, Onkar S, Birangane R, Chaudhari S, Kulkarni A, Chaudhari R. Tratamento da Leucoplasia Oral com Laser de Díodo: um Estudo Piloto em Indivíduos Indianos. Asian Pac J Cancer Prev. 2015;16:8383-6.

63. Kadam A. Revisão sistemática sobre as modalidades de tratamento na gestão da leucoplasia oral. EC Dent Sci 2017;14:23-30

64. Arathy S Lankupalli et al. Laser management of introral soft tissue lesions - a review of literature. janeiro de 2014 iosr journal of dental and medical sciences13(1):59-64 15.

65. Allen and neville oral and maxillofacial pathology 1st south asian edition 6.Montebugnoli l, Frini F, Gissi DB, Gabusi A, Cervellati F, Foschini MP, et al. Avaliação histológica e imunohistoquímica do novo epitélio após a remoção da leucoplasia oral com tratamento a laser Nd: YAG. Laser Med Sci. 2012;27(1):205-10. doi:10.1007/s10103-011-0941-y

67. Chaudhry z, gupta sr, oberoi ss. A eficácia da fibrotomia a laser ercr:ysgg no tratamento da fibrose submucosa oral moderada: um estudo preliminar. J maxillofac oral surg. 2014;13(3):286-294. Doi:10.1007/s12663-013-0511-x

68. Chaudhary, et al; Tratamento da fibrose submucosa oral com laser , ErCr: YSGG laser. Indian J Dent Res 2011;22:472-4

69.D. R. Lai, H. R. Chen, L. M. Lin, et al. Avaliação clínica de diferentes métodos de tratamento da fibrose submucosa oral. A   10-yearexperience   with150 cases. J Oral Pathol Med 1995. Oct;24(9):402-6.

70. Susmit sneha et al. Laser em lesões da mucosa oral - uma ferramenta inovadora.
Jornal de medicina oral, cirurgia oral, patologia oral e radiologia oral, 2017; 3(2):103-106

71. Reshma j Abrahametal et al- Laser management of intraoral soft tissue lesions -A review of literature, IOSRJDMS 2014;13:59-64.

72. Azevedo, L. H., Galletta, V. C., de Paula Eduardo, C., de Sousa, S. O. M., & Migliari, D. A. (2007). Tratamento do Carcinoma Verrucoso Oral com Laser de Dióxido de Carbono. Journal of Oral and Maxillofacial Surgery, 65(11), 2361-2366.

73. Arathy S Lankupalli et al. Laser management of introral soft tissue lesions - a review of literature. janeiro de 2014 iosr journal of dental and medical sciences13(1):59-64

74. Chiang C-P et al., Estomatite aftosa recorrente e Etiologia, autoanticorpos séricos, anemia, deficiências hematínicas e gestão, Journal of the Formosan Medical Association, 2018.10.023

75. de Souza TO, Martins MA, Bussadori SK et al. Avaliação clínica do tratamento com laser de baixa intensidade para estomatite aftosa recorrente. Photomed Laser Surg 2010; 28(Suppl. 2): S85-8.

76. Shariq Najeeb, Zohaib Khurshid , Sana Zohaib , Bilal Najeeb , Saad Bin

Qasim , Muhammad Sohail Zafar, Management of recurrent aphthous ulcers using low-level lasers: A systematic review. m e d i c i n a 5 2 (2 0 1 6) 2 6 3 - 2 6 8

77.   Mu~noz Sanchez PJ, Capote Femen_ıas JL, D_ıazTejeda A, Tun_er J. O efeito da terapia com laser de baixa intensidade de 670 nm no herpes simplex tipo 1. Photomed Laser Surg 2012; 30: 37- 40.

78.11. Vélez-González M, Urrea-Arbeláez A, Nicolas M, Serra-Baldrich E, Perez JL, Pavesi M, Camarasa JMG, Trelles MA (1995) Treatment of relapse in herpes simplex on labial & facial areas and of primary herpes simplex on genital areas and "area pudenda "with low power laser (HeNe) or Acyclovir administered orally. SPIE Proc 2630:43-50

79.   de Paula Eduardo, C., Aranha, A. C., Simões, A., Bello-Silva, M. S., Ramalho, K. M., Esteves-Oliveira, M., de Freitas, P. M., Marotti, J., & Tunér, J. (2014). Tratamento a laser do herpes labial recorrente: uma revisão da literatura. Lasers em ciências médicas, 29(4), 1517-1529.
80.   Ramalho KM, et al. Tratamento do herpes simplex labial em mácula e vesícula
81.   Allen e neville patologia oral e maxilofacial 1ª edição sul-asiática

82.   DufresneJrRG,Cur in MU.Actiniccheilitis: atreatment review.Dermato logicsurgery. 1997Jan;23(1):15-21
83.   Jajarm HH, Falaki F, Mahdavi O. Um estudo piloto comparativo de laser de baixa intensidade versus corticosteróides tópicos no tratamento do líquen plano oral erosivo-atrófico. Photomed Laser Surg 2011;
84.   Catone GA, Alling CC et al- Laser Applications in Oral and maxillofacial surgery. J. Oral Surg 1969;17:36-40
85.   Kok TC & Ong ST (2001) os efeitos dos lasers de CO2 no líquen plano oral e nas reacções liquenóides. *Anais da Universidade de Medicina Dentária de Ma-laya* 8, 35-42.
86.   Trehan M, Taylor CR. Laser excimer de baixa dose de 308 nm para o tratamento do líquen plano oral. Arch Dermatol. 2004;140(4):415-420. doi:10.1001/archderm.140.4.415

87.   Köllner K, Wimmershoff M, Landthaler M, Hohenleutner U. Treatment of oral lichen planus with the 308-nm UVB excimer laser-early preliminary results in eight patients. Lasers Surg Med. 2003;33(3):158-60. doi:10.1002/lsm.10202
88.   Misra N, Chittoria N, Umapathy D, Misra P. Eficácia do laser de diodo no tratamento do líquen plano oral. BMJ Case Rep.2013;15(10):260-9. doi:10.1136/bcr-2012-007609
89.   Padma Pandeshwar. Fotobiomodulação em medicina oral: uma revisão. Jornal de Medicina Dentária Clínica e de Investigação (2016), 7, 114-126

90.   Vecchio D, Pam Z, Pam N, Hamblin MR. Terapia a laser de baixa

intensidade (luz) (LLLT) na pele: estimulando, curando, restaurando. Semin Cutan Med Surg 2013; 32: 41-52.

91. Basso FG, Pansani TN, Turrioni AP,Bagnato VS, Hebling J, de Souza Costa CA. Melhora da cicatrização de feridas in vitro pela aplicação da terapia laser de baixa intensidade em cultura de fibroblastos gengivais. Int J Dent 2012; 2012: 719452. doi: 10.1155/2012/719452.

92. Lalla RV, Bowen J, Barasch A et al. Oricntaçõcs de prática clínica MASCC/ISOO para a gestão da mucosite secundária à terapia do cancro. Cancro 2014; 120: 1453-61

93. Cauwels RG, Martens LC. Terapia laser de baixa intensidade na mucosite oral: um estudo piloto. Eur Arch Paediatr Dent. 2011;12(2): 34-78. doi: 10.1007/BF03262791

94. Arora H, Pai KM, Maiya A, Vidyasagar MS, Rajeev A. Efficacy of He-Ne laser in the prevention and treatment of radiotherapy induced oral mucositis in oral cancer patients. Oral Surg Oral Med. 2008;105(2):180-6. doi: 10.1016/j. tripleo.2007.07.043.

95. Black M, Mignogna MD, Scully C. Número II. Pênfigo vulgar. Oral Dis 2005; 11: 119-30.

96. Zand N, Mansouri P, Ataie-Fashtami L, Fateh M, Esmaeeli GH, Alinaghizadeh M. Alívio da dor em lesões orais dolorosas de pênfigo vulgar por uma única sessão, irradiação não ablativa com laser de $CO2$ de 10600 nm (estudo piloto). A 29.ª Conferência Anual da Sociedade Americana de Lasers em Cirurgia e Medicina. Harbor 2009; 41: 67-8

97. Tamarit-Borras M, Delgado-Molina E, Berini-Aytés L, et al. Remoção de lesões hiperplásicas da cavidade oral. Um estudo retrospetivo de 128 casos.

Medicina oral, patologia oral e cirugia bucal 2004; 10(2):151-62.
98. Pavlić V, et al. Pênfigo v 42 ulgaris e terapia a laser Med Pregl 2014; LXVII (1-2): 38-42
99. Subramaniam ramkumar at al. Excisão de mucocele usando laser de diodo no lábio inferior. Hindawi publishing corporation case reports in dentistry volume 2016, article id 1746316, 4 pageshttp://dx.Doi.Org/10.1155/2016/17
100. Rameiro et al. Lasers no tratamento de doenças da mucosa oral: uma revisão da literatura . j. Surg. Clin. Dent. V.16,n.1,pp.05-11 (jan - mar 2018)
101. Apfelberg DB, Maser MR, Lash H & White DN (1985) Benefícios dlaser de $CO2$ na excisão de hemangiomas orais. Cirurgia Plástica e Reconstrutiva 75, 46-50
102. R. B. Zain, N. Ikeda, I. A. Razak et al., "A national epidemiological survey of oral mucosal lesions in Malaysia", Community Dentistry and Oral

Epidemiology, vol. 25, no. 5, pp. 377-383,1997
103. BS Santosh, Ngente Z, Daniel D, AK Harish, Harikeerthy, Devkar AP. Avaliação da cicatrização de feridas após excisão cirúrgica de lesões de tecidos moles orais usando laser de diodo (980nm). Int J Res Health Allied Sci 2019; 5(1):20-27

104. Iyer VH, Sarkar S & Kailasam S (2012) Utilização do laser Er,Cr:YSGG no tratamento de fibroma ossificante periférico. *International Jour-nal of Laser Dentistry* 2, 51-55
105. Davoudi et al Papel do laser ou da terapia fotodinâmica no tratamento da estomatite dentária: Uma revisão sistemática the journal of prosthetic dentistry. 2018;01;003
106. Spanemberg et.al Terapia laser de baixa intensidade na Síndrome da Boca Ardente. Ensaio clínico J Clin Exp Dent. 2019;11(2):e162-9.
107. Romeo et al A terapia laser de baixa intensidade no tratamento da síndrome neurológica da boca ardente. Um estudo piloto Annali di Stomatologia 2010; I (1): 14-18
108. Casu et al Utilização do laser de díodo 808 NM para o tratamento da língua geográfica International Journal of Applied Dental Sciences 2017; 3(4): 243-245

109. Dougherty TJ. Uma atualização das aplicações da terapia fotodinâmica. J Clin Laser Med Surg 2002;20:3-7

110. Kumar B, Kashyap N, Avinash A, Munot H, Pawar P, Das P. Os efeitos perigosos e as medidas de segurança dos lasers em medicina dentária: A review. :5

111. Parker S. Laser regulation and safety in general dental practice.

British dental journal. 2007 maio 12;202(9):523-32.

112. Singh S, Kapoor D, Gambhir RS, Kaur A, Singh G. Safety Concerns regarding the use of dental lasers. Int J Laser Dent. 2012;2:35-40.
113. Robinson DS, Tate LP, Trowers EA, editores. Lasers in surgery: Advanced characterization, therapeutics, and systems IX, 23 de janeiro de 1999, San Jose, Califórnia. Proc. SPIE 3590. Bellingham, Washington: SPIE - The International Society for Optical Engineering, 1999:20-31.
114. Soliman et al A utilização do laser de díodo em tecidos moles no tratamento da hiperpigmentação oral Revista Internacional de Ciências da Saúde, Universidade de Qassim2014;08;02

115. Chaudhry z, gupta sr, oberoi ss. A eficácia da fibrotomia a laser ercr:ysgg no tratamento da fibrose submucosa oral moderada: um estudo preliminar. J maxillofac oral surg. 2014;13(3):286-294. Doi:10.1007/s12663-013-0511-x
116. Chaudhary, et al; Tratamento da fibrose submucosa oral com laser , ErCr:

YSGG laser. Indian J Dent Res 2011;22:472-4

117. D. R. Lai, H. R. Chen, L. M. Lin, et al. Avaliação clínica de diferentes métodos de tratamento para a fibrose submucosa oral. Uma experiência de 10 anos com   150 casos. J Oral Pathol Med 1995. Oct;24(9):402-6.

118. Susmit sneha et al. Laser em lesões da mucosa oral - uma ferramenta inovadora. Jornal de medicina oral, cirurgia oral, patologia oral e radiologia oral, 2017; 3(2):103-106

119. Reshma j Abrahametal et al- Laser management of intraoral soft tissue lesions -A review of literature, IOSRJDMS 2014;13:59-64.

120. Azevedo, L. H., Galletta, V. C., de Paula Eduardo, C., de Sousa, S. O. M., & Migliari, D. A. (2007). Tratamento do Carcinoma Verrucoso Oral com Laser de Dióxido de Carbono. Jornal de Cirurgia Oral e Maxilofacial, 65(11), 2361-2366

121. Arathy S Lankupalli et al. Laser management of introral soft tissue lesions - a review of literature. janeiro de 2014 iosr journal of dental and medical sciences13(1):59-64

122. Chiang C-P et al., Estomatite aftosa recorrente e Etiologia, autoanticorpos séricos, anemia, deficiências hematínicas e gestão, Journal of the Formosan Medical Association, 2018.10.023

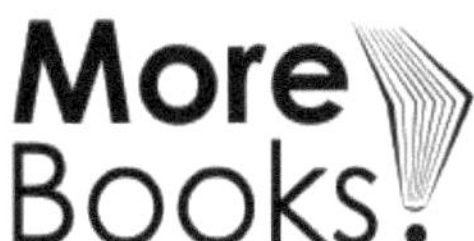

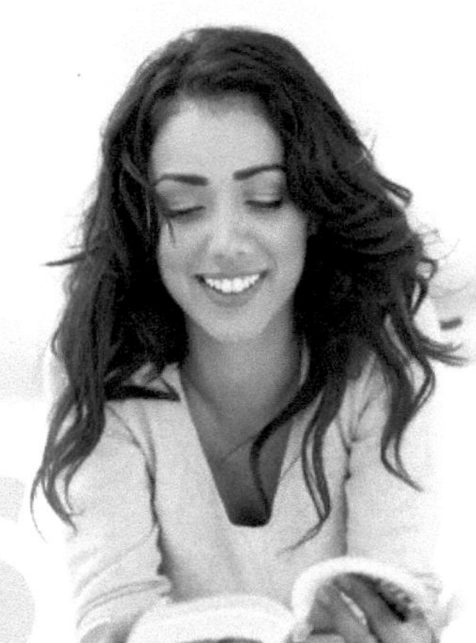

I want morebooks!

Buy your books fast and straightforward online - at one of world's fastest growing online book stores! Environmentally sound due to Print-on-Demand technologies.

Buy your books online at
www.morebooks.shop

Compre os seus livros mais rápido e diretamente na internet, em uma das livrarias on-line com o maior crescimento no mundo! Produção que protege o meio ambiente através das tecnologias de impressão sob demanda.

Compre os seus livros on-line em
www.morebooks.shop

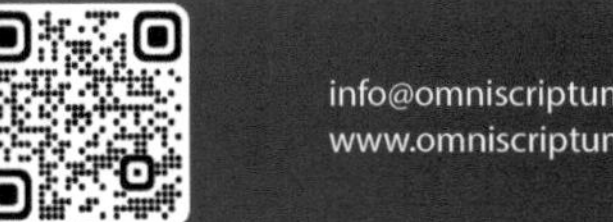

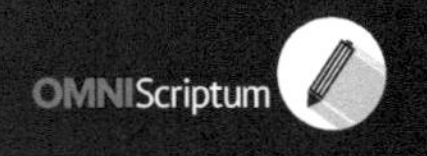

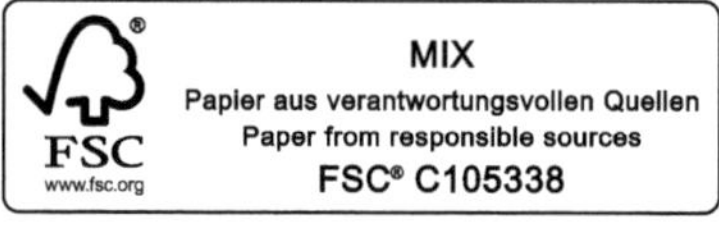

Printed by Books on Demand GmbH, Norderstedt / Germany